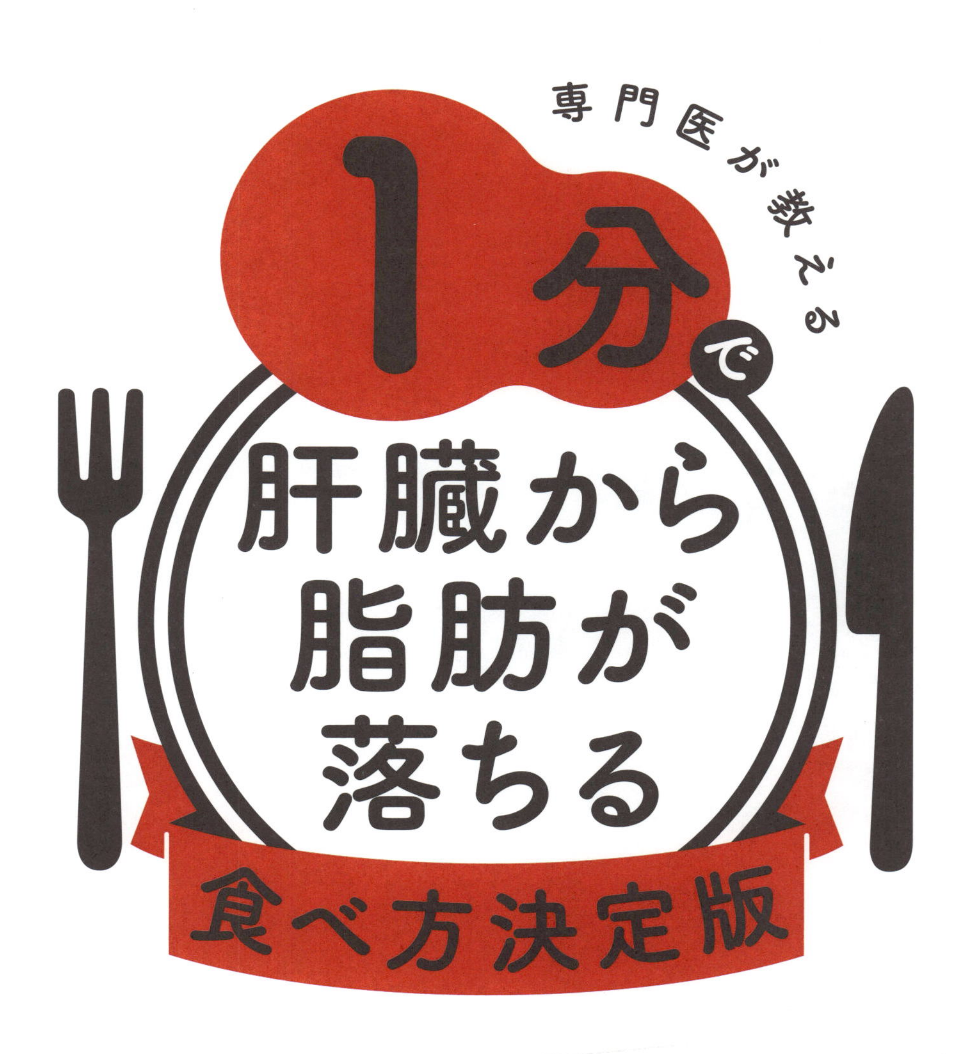

KADOKAWA

肝臓から脂肪を落とすことに成功した、佐久市立国保浅間総合病院
スマート外来の 12 名の患者さんたちに、
「3か月で肝機能が正常値に」「3か月で体重 7kg減」といった、
奇跡のような変化をもたらした、食べ方の工夫を聞きました。
減量生活中に気づいたこと、やってみたこと、難しかったことには、
継続のヒントが満載です。

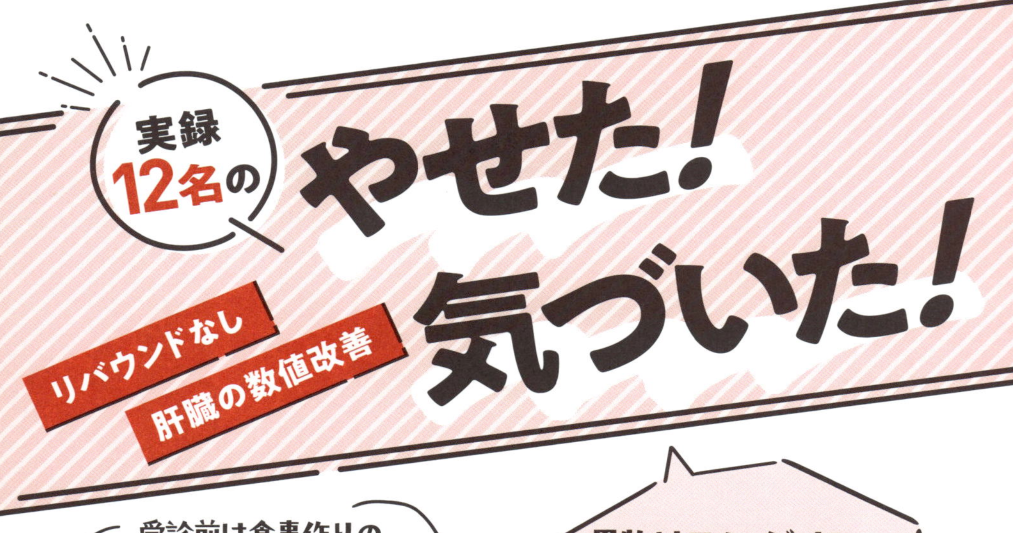

受診前は食事作りの
不安ばかり。
でも、栄養計算は
必要なくスムーズに
スタートできた！
K.R. さん（31 歳）

果物はスムージーに
すると糖の吸収を
遅らせる食物繊維が
砕かれると知ってやめた！
M.Y. さん（60 歳）

スポーツドリンクは
体にいいものだと思い、
がぶ飲みしていました
S.I. さん（28 歳）

「受診してもらってよかった！
1人救える！」
と先生に言ってもらい、
心強かったです
O.R. さん（60 歳）

ムリなく、
肝臓から
脂肪が落ちました！

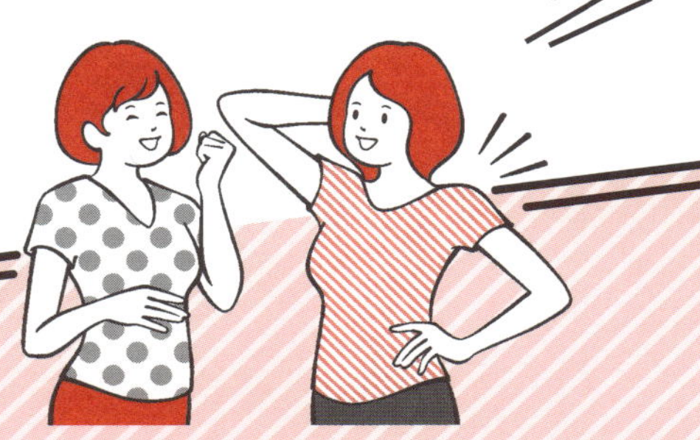

続いた！

毎食タンパク質を
意識してとったところ
空腹が減っただけでなく、
お腹が引き締まった！
S.N. さん（49 歳）

体をまわりきらなかった
エプロンのひもが
体の前で結べるように！
そんなことも大きな喜び（笑）
H.N. さん（63 歳）

更年期で
骨も弱くなる世代。
体重が約8kg減って
ひざの負担を減らせた！
Y.S. さん（50 歳）

エピソード 01

3か月後

体重：78kg → 72kg
ALT：141 → 30

飲酒ゼロでも脂肪肝!? 水を飲んでアブラを落とし3か月で肝臓が正常に！

W.K. さん（48 歳）

2023 年の年末に人間ドックを受けたところ、正常値 30 以下の ALT 値が 100 超え！ お酒は飲まないのに「ナゼ肝臓？」と。尾形先生の外来を受診して、糖質のとりすぎで脂肪肝炎が起こることを知りました。治したかったので、指導を守るとともに、食事前に水を飲むように。すると 3 か月で ALT が 30 に。今も、正常値を維持しています。

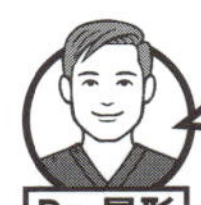

水を飲むと
肝臓から
脂肪が落ちます

タンパク質摂取では、
コンビニの
ゆで卵とサラダチキンに
助けられました
N.M. さん（45 歳）

※体験者の感想です。効果には個人差があり、通院期間も異なります。

ときには つまずくことも…

減量中につらかったことをたずねると、
ほとんどの人が口を揃えて「停滞期」と答えてくれました。
食事ルールを守っていても、運動をしても、
思うように減らない体重にイライラして、ストレスが増えることも…。
そんなつまずきエピソードと乗り越え方を教えてもらいました。

エピソード02

体重：68kg → 65kg
ALT：57 → 27
3か月後

減量ペースはゆっくり。でも、運動や早寝が習慣になり肝機能は改善中！

O.R.さん（60歳）

私は身長154cm。初診時の体重は68kgでした。1か月に2kgずつ、4か月で8kg落とす目標でした。ただ、最初の1か月で多少は減ったものの、あとは横ばいが続いています。
先生のアドバイスで、スクワットに取り組んだり、早めに寝たりしていますが、体重は減らないまま。ただ、肝機能は正常値になっているので、それをモチベーションにがんばって継続しています！

停滞期が訪れる時期や
抜け出す時期は人それぞれ。
体重が増えなければOK！

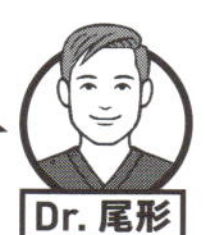

最初のうちは
主食を完全にカット。
体を燃やすエネルギー不足で
停滞期に…
Y.N.さん（26歳）

ブラックコーヒーが
苦手で
"甘くしたい欲求"と
葛藤したことも！
S.I.さん（28歳）

食事を変えて便秘がちに。
オリーブオイルを
足すようにしたら、
スッキリ改善！
M.Y.さん（60歳）

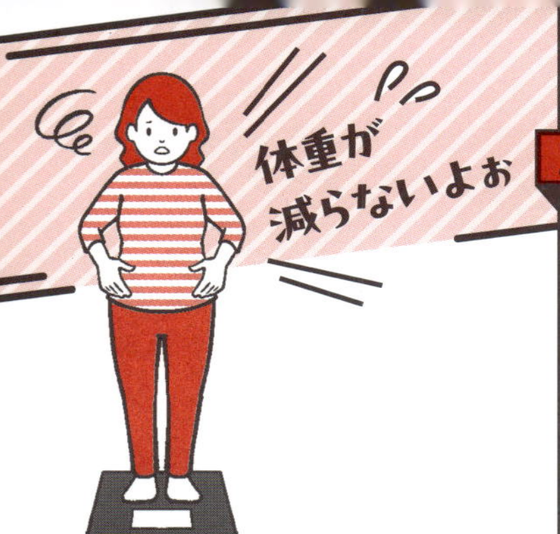

エピソード03

1年後
体重：63kg → 57kg
ALT：52 → 32

体重が減るうれしさから がんばりすぎた経験も。ペースを落として再スタート

T.A.さん（55歳）

昔は野菜ジュースやオレンジジュースなども体にいいと思って飲んでいました。
「スマート外来」で、食事改善をして4か月で体重は11kg減。体重が減るのがうれしくて、主食はキャベツにするなどストイックに取り組んでいました。ところが、スマート外来を卒業後、じわじわ体重が増え始めて受診を再開。今は体重が大きくは減らないものの、着実に落とせています。

急激に落とした体重は
リバウンドにつながりやすい。
ゆっくりペースがいいのです！

もの足りない日も
あるけれど、
「あとは寝るだけ」を
合言葉に！
K.R.さん（31歳）

停滞期はやっぱりある。
そして、つらい！
ただ、"信じて続けた"ら
1か月後に体重が落ちました
O.R.さん（51歳）

糖質量を気にして
糖質OFFパンにしても
変化なし。
主食をおにぎりにしたら
肝機能が改善！
N.M.さん（45歳）

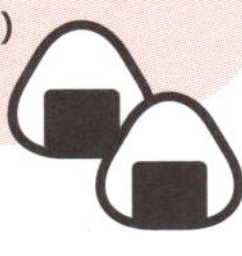

体重が減らない時期も
「増えなければ上出来！」と
先生にほめてもらい、
俄然やる気になれました！
H.N.さん（63歳）

※体験者の感想です。効果には個人差があり、通院期間も異なります。

エピソード04

1年9か月後
体重：111kg → 82kg
ALT：97 → 13

うつむいていた私。真剣に体と向き合ったらみんなが応援してくれた

Y.N. さん（26歳）

病院でダイエットをしているなんて恥ずかしくて、職場の人に"絶対に知られたくない"と思っていました。でもひょんなことで、職場の人に知られてしまったんです。そのときはイヤでしたが、私がやせていく姿を見て「がんばっているね」と声をかけてくれたり、「こんな糖質オフの商品が売っていたよ」と情報をくれたり。周りの人が理解してくれるって、こんなにも心強いとわかりました！

心が元気になることは、減量にもよい影響を与えます。サポーターは心強いですね！

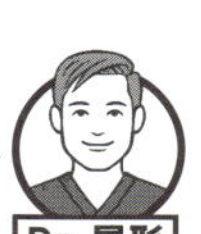

体重が減ると自分に自信が持てます。メイクやスキンケアまで楽しめるように！
S.N. さん（49歳）

"ついで買い"のお菓子が私の肝臓を霜降り化。コンビニの立ち寄りをやめてムダづかいも減りました！
S.I. さん（28歳）

毎月2kgずつ体重が落ち6か月で12kg減！血糖値も下がって、いいことずくめです
H.N. さん（63歳）

気づいたら放置しないことが大事。体が軽くなったので体を動かすのが楽しい
W.K. さん（48歳）

たくさん食べてしまったら翌日は大豆麺にして心も体もリセット！
K.R. さん（31歳）

今は 自信を持って続けています！

「やれば結果がついてくる」と自信を持った12人。
まわりのサポートに感謝しつつ、前向きに取り組む姿は
喜びに満ちあふれています。
長い人生を健康で幸せに過ごすため、
基本の食事法を守りつつ、自分なりのスタイルで毎日を送っています。

冷凍野菜が
使いやすいと聞き、
冷凍ほうれん草を常備して
即席おひたしに！

O.R.さん（51歳）

薬もサプリも必要なし！
卵、大豆食品、
とり肉メインで
食費が節約できるので
老後の不安が減りました

M.Y.さん（60歳）

体験談にご協力いただいた方がたの
詳しいデータは ➡ P.122 へ

エピソード05

9か月後

体重：77kg ➡ 69kg

ALT：37 ➡ 13

健康的にやせられるうえ、「体のために何を食べよう」と楽しみを持てるんです

Y.S.さん（50歳）

仕事に子育て、家のこともあるので、自分の食事は本当に適当。お菓子で小腹を満たすなんてざらでした。でも、脂肪肝だと知ってこれはまずいぞと。受診後は、加工品を買うときに原材料を見るように。肝臓によくない果糖ブドウ糖液糖がたくさんの商品に入っていることを知りました。今は、「体のために何を食べよう」と食事が楽しくなりました。迷ったら“体にいいほう”を選んでいます。

食事に対する意識が
大きく変化しましたね。
本当にすばらしいです！

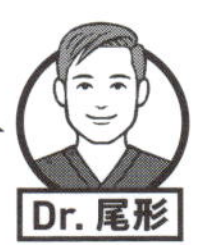

※体験者の感想です。効果には個人差があり、通院期間も異なります。

はじめに

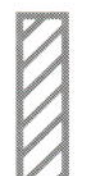

脂肪肝は3人に1人。でも、本人はほとんど気づいていない

「肝臓は沈黙の臓器」。実際、肝機能がある程度低下していても、実感できる症状はほとんど表れません。暴飲暴食や不規則な生活が続いても、食べ物から吸収された栄養素をエネルギーや必要な物質に変え、体内に入ってきた有害物質や薬物を分解・無害化し、体内の血液の一部を貯蔵したり出血時の止血に作用したりと、生命を維持する働きを続けるのです。
もし､次のようなことがあると､それはSOSのサインかもしれません。

もの言わぬ肝臓のSOSサインかも？

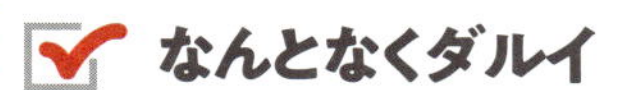

体が重かったり、疲れが回復しなかったり

風邪やケガが治りにくい 肝臓での免疫力の低下サイン

足がつる 肝臓以外の原因もあるが、特に明け方に足がつりやすい

皮膚のかゆみ 解毒力が低下し皮膚がかゆくなりやすい

肝臓が血中に余計なものを増やすまいとがんばる結果、自らの細胞に脂肪をためこみます。これが「脂肪肝」で、成人の３人に１人は脂肪肝だと推計されています。自覚症状はほとんどなく、血液検査のALTという肝機能を調べる項目が30を超えていたら注意です。

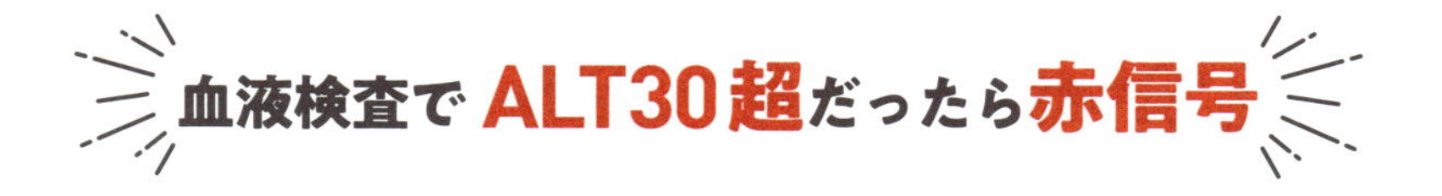

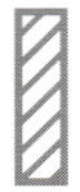

そもそも「脂肪肝」って何？

肝臓に5％以上の脂肪沈着がある状態を「脂肪肝」といいます。
脂肪肝は長らくアルコールの多量摂取による「アルコール性脂肪肝」と、飲酒以外の食生活や習慣で引き起こされる「非アルコール性脂肪肝疾患 non-alcoholic fatty liver disease：NAFLD」に大別し、NAFLDのうち肝炎に進行する病態を「非アルコール性脂肪性肝炎 non-alcoholic steatohepatitis：NASH」と診断してきました。しかし2023年6月、アメリカ、ヨーロッパの学会で正確な把握が困難な飲酒量ではなく、代謝異常による病態である点を明確にするため、代謝を意味する「metabolic」という単語を用いた「MASLD（metabolic dysfunction associated steatotic liver disease）」と「MASH（metabolic dysfunction associated steatohepatitis）」という名称に変更されました。日本でもこの流れを受け、それぞれの新名称を「代謝機能障害関連脂肪性肝疾患（MASLD）」と「代謝機能障害関連脂肪肝炎（MASH）」にすると決定しました（2024年8月）。
脂肪肝があり、肥満、2型糖尿病、やせ、あるいは正常体重で2項目以上の代謝異常（高血圧、内臓脂肪蓄積、耐糖能異常、脂質異常）がある場合は、MASLDと診断される可能性があります。肝硬変や肝がんに進行するMASHを見極めるためにも、早期発見と改善が大切です。参考までにMASLDと関係の深い「メタボリックシンドローム症候群」の診断基準を挙げておきます（下図）。

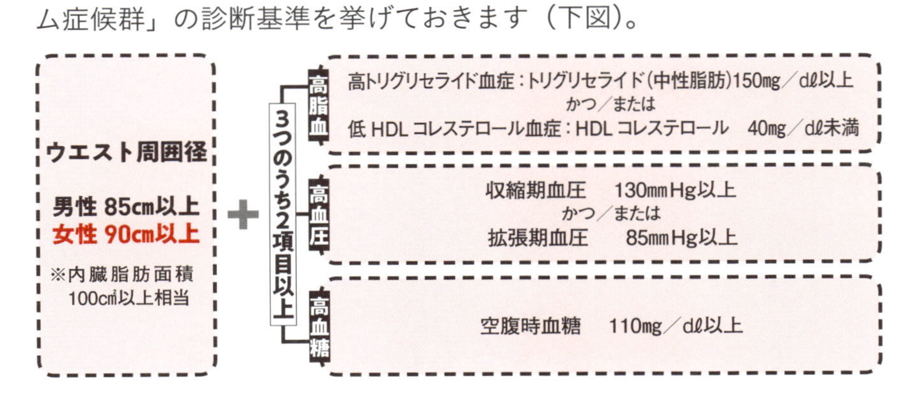

体重を7%落とせば肝臓は20代に若返る

肝臓は3分の2を切除しても元の大きさに戻ることができる“再生力が高い臓器”。だから肝臓から余計な脂肪を落とすこともできます。それには、“体重を減らす”のがポイント。今の体重の約7%を減少させると、脂肪肝が改善することが示されています。

現在の体重が60kgなら、60（kg）×7（%）＝4.2（kg）減らせれば、脂肪肝は改善します。

肝臓は若さを維持できる臓器でもあります。脳死肝移植の手術で、80代の人の肝臓を50代の患者さんに移植したことがあります。その後40年間にわたって働き続ける可能性が見込まれているからです。体形は20代に戻れなくても、肝臓は20代に戻れるのです。

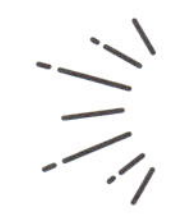

肝臓は再生力が高い！
20代にだって戻れる

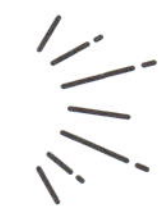

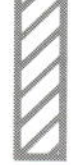

食事で脂肪肝が治るのはなぜ？

脂肪肝は細胞の1つひとつに脂肪がたまっていて、機能が落ちている状態です。だから、この脂肪を落とせば肝機能は元気な状態に戻っていきます。肝臓の脂肪のおもな原因は、過剰な糖質です。特にジュースなどの甘い飲料が肝臓に脂肪を増やすことがわかっています。甘い飲料は避け、糖質の多い食事を適量にしつつ、タンパク質が多い食品や野菜を積極的にとる。それだけで、脂肪肝は大幅に改善します。“明日の肝臓は、あなたが今日食べたもので決まる”のです。

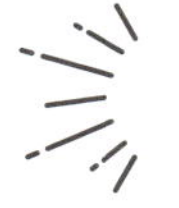

脂肪を落とせば肝機能は戻る。
そのために、食べるものを選び取ろう

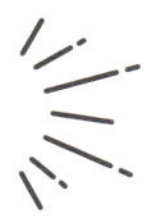

食べ方で治るからこそ、「1分」習慣が大事

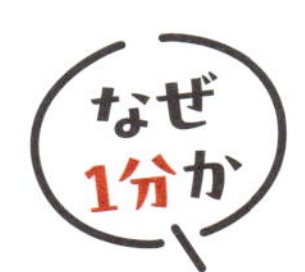

「年齢を重ねるとみんな太るものよね？　肝臓に脂肪が増えても仕方ない」「健康診断で脂肪肝の可能性を指摘されたけれど、症状があるわけではないし……」と、放置する人が多いです。病院に行く時間もないし、行っても面倒なことになるだけだと足が遠のく気持ちもわかります。
でも、脂肪肝は食事を整えれば治ります。3か月あれば劇的に改善するので、あきらめることも逃げることもしないでほしいのです。
また、肝臓のためにと食事も運動もがんばりすぎるのもストレスを増やしてリバウンドの原因になります。
だからおすすめしたいのが、「1分」習慣なのです。
この「1分」は正確な時間を示すものではなく、"ちゃちゃっとできる時間"と理解してください。いくら体によい食べ方をしても、調理時間を数十分もかけると負担が大きくなるものです。でも1分なら、取り入れやすいですし、今までのやり方よりもかえってラクになることも！　運動もこれまでまったくやっていなかった人が1分の運動習慣を持てれば、体によい影響が出ます。
一時的にストイックにがんばるよりも、ゆるく続けられる1分習慣を身につけて、肝臓をいたわっていきましょう。

**ダイエットは
一生続けなくていい。
でも、肝臓をいたわる習慣は
続けたい！
あなたの人生が変わるから**

だから
1分

肝臓外科医　**尾形 哲**

TOPIC 1

肝臓はやせやすい臓器

最初に脂肪が落ちるのは肝臓です

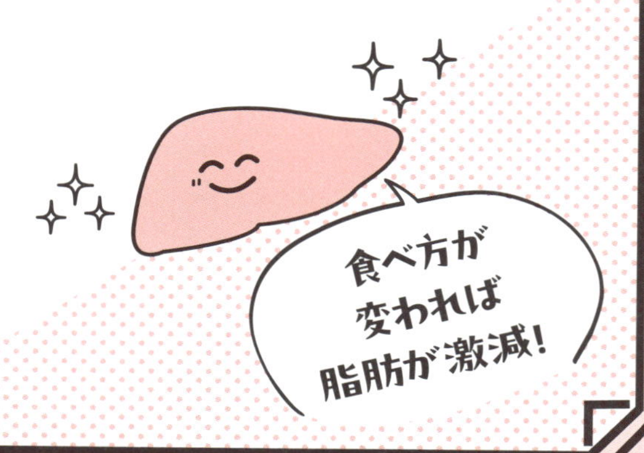

理由

皮下脂肪、内臓脂肪よりも先に
肝臓脂肪から落ちていく。
太りやすいが、やせやすい臓器だから

肝臓をいたわれば
3か月で肝臓から脂肪が落ちる

「太った」と実感するのは、二の腕やぽっこりしたお腹ではないでしょうか。脂肪はあらゆる場所に蓄えられますが、部位によって特徴があります。二の腕のように皮膚の下にたまる脂肪が**「皮下脂肪」**、ぽっこりお腹は内臓の間や内臓そのものに付着する**「内臓脂肪」**です。
しかし、皮下脂肪と内臓脂肪だけで対処しきれなくなると増えるのが**「肝臓脂肪」**。肝臓脂肪は肝細胞の1つひとつにためられています。過剰に蓄積されると「脂肪肝」になり、肝臓の炎症や肝硬変、肝臓がんに進行するリスクが高まります。だから、“肝臓に脂肪をためすぎてはいけない”のです。
ただ、**肝臓の脂肪は内臓脂肪や皮下脂肪よりも先に落とすことができます**。“いちばん落としやすいのが肝臓の脂肪”なのです。食事を変えれば、**脂肪肝は3か月で改善**します。

約7%の体重減で脂肪肝は改善

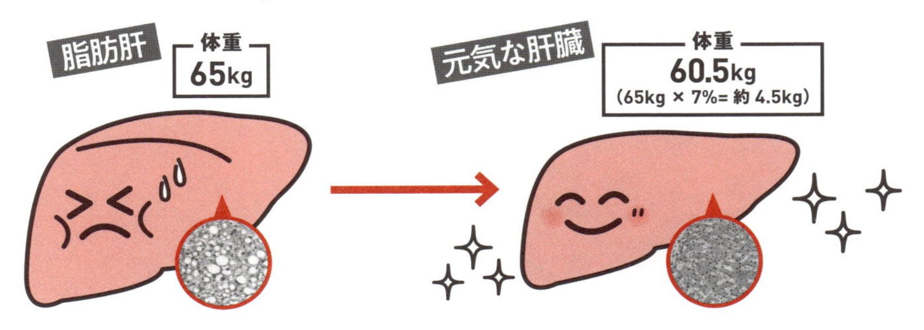

研究によれば、体重を約7%減少させることで、組織学的に肝脂肪化と炎症が改善する可能性が高いことが示されています[*01]。

TOPIC 2

肝臓が元気になれば24時間勝手に脂肪が落ちます

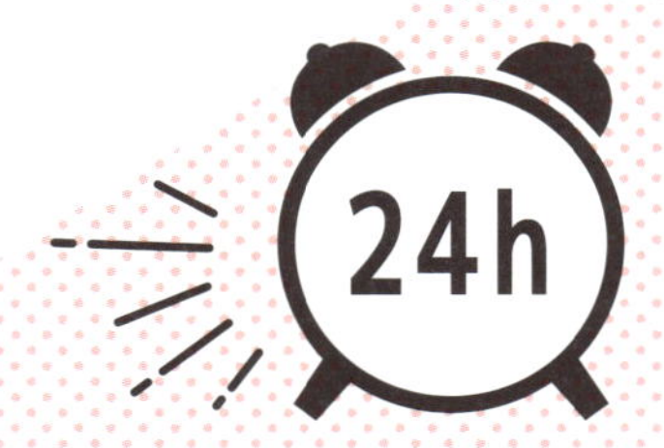

理由

肝臓は人体の臓器のうち**エネルギー消費**がいちばん大きい。元気になれば基礎代謝が上がる!

代謝が上がれば24時間休みなく、寝ていても脂肪を燃焼しやすくなる

脂肪肝を改善して肝臓が元気になると、ありがたいおまけがついてきます。それは、寝ていても脂肪が燃える**“やせやすい体になれる”**ということ。
私たちが生きていくために最低限必要なエネルギー代謝を「基礎代謝」といいます。安静状態での呼吸や心拍、体温維持、細胞の修復などに消費されるエネルギーのことです。
この**基礎代謝において、エネルギー消費がもっとも多いのが肝臓**です。肝臓は24時間365日、エネルギーを使い続けて栄養素を分解・合成し、代謝の中枢を担っています。
そのため、**肝臓が元気になれば基礎代謝が上がり、寝ていても脂肪を燃焼できる体質になれる**のです！

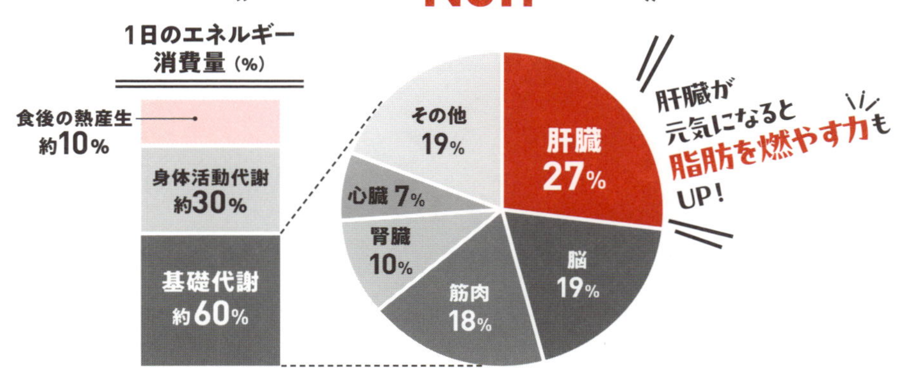

出典：厚生労働省 e- ヘルスネット、FAO/WHO/UNU 合同特別専門委員会報告

人間が生きていくために行う代謝のうち、約60%が基礎代謝。そのうち、もっとも代謝量が多い臓器が肝臓。

TOPIC 3

1分ずつのチリツモで一生太らない

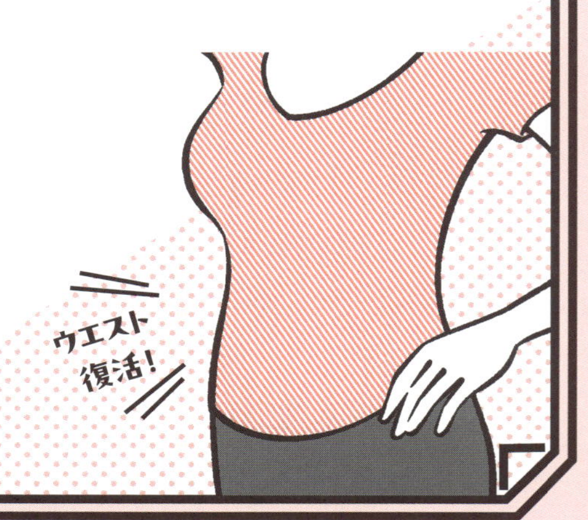

Dr.尾形式

- 食べ方
- ゆる運動
- 睡眠・メンタルケア

理由

ちゃちゃっとできるので、
ムリなく**習慣化**しやすい。

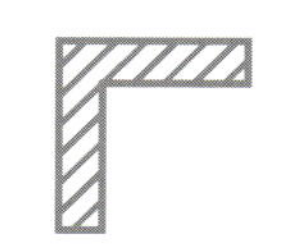

小さな達成感の積み重ねが健康に生きるカギ

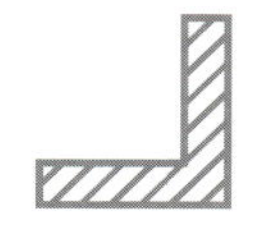

それでなくても忙しい毎日を送っているのに、減量のためにやることを増やすのは現実的ではありません。**日常のなかで少しでもラクをしながら、"肝臓をいたわる習慣"を身につけていく**こと。これが、継続のカギなのです。
生活のなかにムリなく取り入れられたり、ちゃちゃっとやってみようと思える時間の目安は1分！　作業の合間にコップ1杯の水を飲んだり、歩いている間に1分だけ早歩きをしたり、寝る前に息を吐いたりと、1分でできることはたくさんあります。毎日30分続けて運動できなくたって大丈夫！ **小さな1分を毎日積み重ねて、達成感を味わいながら、肝臓をいたわって暮らしましょう**。

今日からできる1分で元気な肝臓

食事

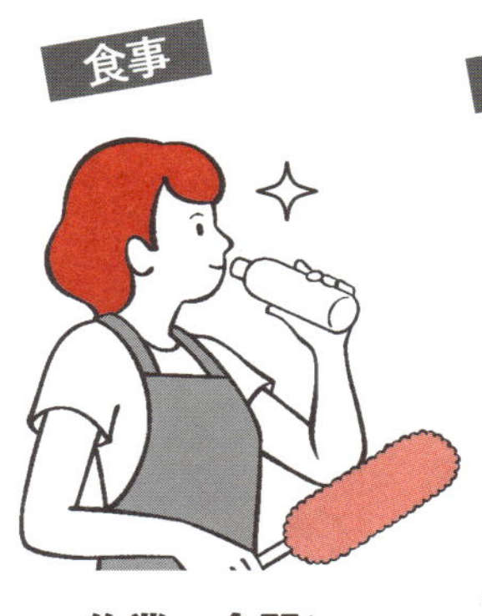

作業の合間に水を飲む

詳しくはP.34

ゆる運動

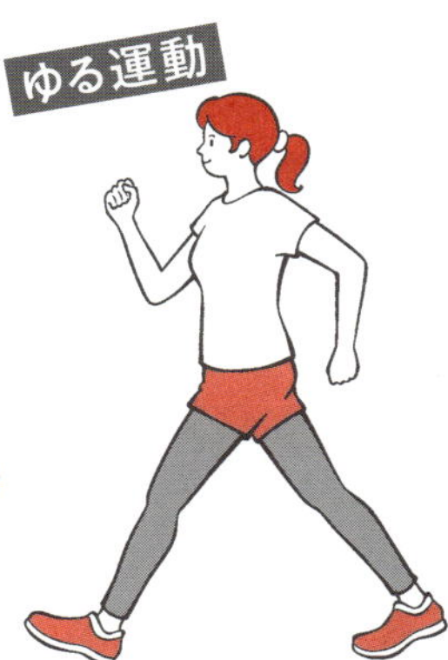

縦伸び1分早歩き

詳しくはP.97

睡眠・メンタルケア

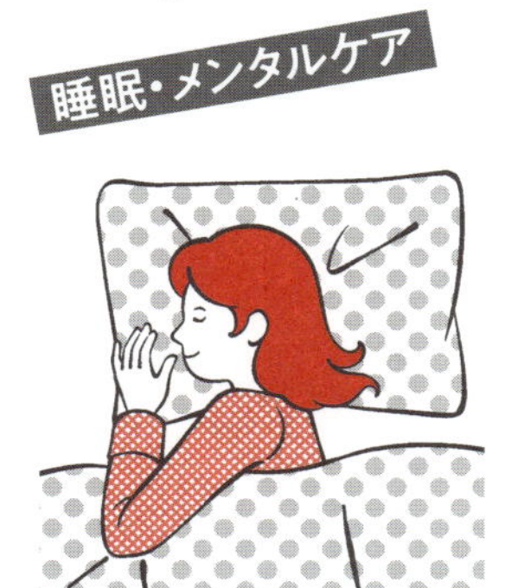

眠れなくても焦らず、息を吐く

詳しくはP.110

CONTENTS

002 リバウンドなし 肝臓の数値改善
実録12名のやせた！ 気づいた！ 続いた！

008 はじめに

012 TOPIC 1 肝臓はやせやすい臓器
ー最初に脂肪が落ちるのは肝臓ですー

014 TOPIC 2 肝臓が元気になれば24時間勝手に脂肪が落ちます

016 TOPIC 3 1分ずつのチリツモで一生太らない

024 患者の8割が3か月で5kg減！
Dr. 尾形式 やせる食べ方ルール

025 ルール1 ご飯、パン、麺などの主食は半分の量に

026 ルール2 体重1kg当たり1gのタンパク質を3食に分けてとる

028 ルール3 野菜やきのこ、海藻は量を気にせずモリモリ食べる

029 食べないルール1 果糖ブドウ糖液糖入りの加工食品をなるべく避ける

030 水の飲み方 水を味方につけてアブラを燃やす

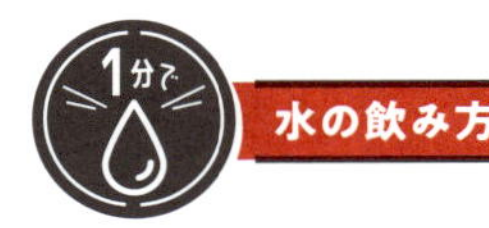

033 目盛り付きボトルに入れ1日の水分量を見える化
034 起床後すぐに水を飲む
034 作業中は手元に水を置いて飲む
035 トイレに行く度に水を飲む
035 入浴前後に水を飲む
036 汗をかくときは、水にたくあん2枚をプラス
037 水の飲み方 Q&A

038 血流アップ 血液が巡ると肝臓の代謝アップ

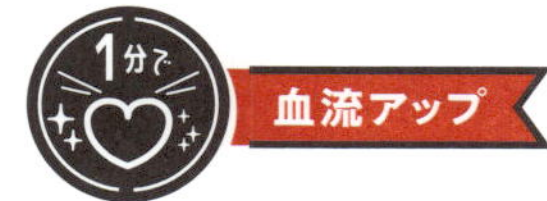

042 玉ねぎスライスでサラサラ血液に
043 DHA、EPA が豊富なさば缶を活用
044 めかぶ、もずく1パックをみそ汁の具に
044 朝食にも間食にものりが大活躍
045 冷凍ほうれん草で手間なしおひたし
045 冷凍ブロッコリーで血流も代謝もアップ
046 ミニトマト＋酢のダブルパワーで血流を改善
047 キムチ豆腐やネバトロ豆腐で腸活し、良質な血液に
048 しょうがやこしょうなどの薬味やスパイスで全身ぽかぽか
049 血行促進＆デトックス効果が高いミントティーを飲む

050 お助けテク ゆる主食、モリモリ野菜、タンパク質プラスで大満足

お助けテク

053 ご飯の量は握りずしで換算　1食握りずし2～3個分
054 丼ものは具たっぷりでご飯を見せない
055 主食は朝食につけて、夜は控える
055 1個30～40gのミニおにぎりを活用
056 オートミールを“米化”してご飯と置き換える
057 低糖質麺はローテーションして飽きずに楽しむ

058 お助けテク 栄養満点！ 朝から代謝が上がるレンチン野菜スープ

お助けテク

059 野菜スープに卵を落としてバランス強化

060 お助けテク 作り置きもできるやみつき味で野菜を増やす

061 定番の味の組み合わせで野菜を“無限シリーズ”に
062 タンパク質がとれる作り置きをカット野菜にのせて即席サラダ

064　フリーズドライの野菜スープにカット野菜をイン
064　千切りキャベツを主食代わりに
065　レンジで作る温泉卵でパパッとタンパク質をプラス
066　しらす、納豆、温泉卵の“のっけ飯”でタンパク質をちょい足し
067　困ったときに買えるコンビニの高タンパク食品

068　お助けテク　下処理が面倒な魚介は冷凍品を活用

お助けテク

069　冷凍の魚と冷凍きのこで手間なくホイル焼き
070　おかずのみの弁当や宅配ミールでバランスよく
070　具だくさんの豚汁定食で外食もOK
071　オリーブオイル、塩、酢で自家製ドレッシング

072　お助けテク　よく噛むことでやせやすくなる

073　食前に唾液腺マッサージをし、唾液の分泌を促す

074　甘いものロス　ゼロにしない！ 上手にとれば長続きする

甘いものロス

076　糖質量が10 g以下ならチョコもOK
076　甘いものは昼食と一緒に食べる
077　ヨーグルト+オリゴ糖で腸内環境をメンテナンス
078　シナモン、ココアの香りでスイーツ感を堪能
079　食後の冷凍フルーツでアイス欲を満たす
080　温かい飲み物と一緒に極上のティータイム
080　百均の干しいもと甘栗が小ぶりで手軽
081　甘いものが欲しくなったら、水を飲む
081　寝る前に空腹になっても「あとは寝るだけ」と言い聞かせる

082 甘いものロス 停滞期にはチートデイを活用

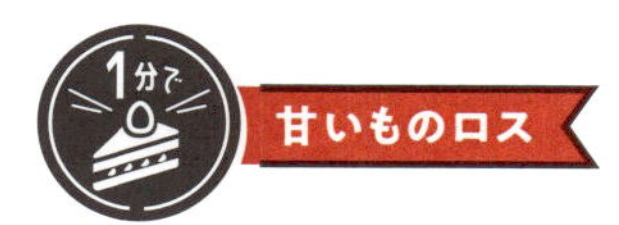

083 チートデイはお腹も心も存分に満たす
083 食べすぎた日はチートデイと割り切り、後悔しない

084 女性ホルモン ぽっこりお腹対策に「ファイトエストロゲン」

女性ホルモン

087 1日1食だけ主食を豆腐 100 gに置き換える
088 肌ツヤを良好に保つ「アボカド納豆」でアンチエイジング
089 腹持ちのよいナッツは間食に最適
089 きざみ油揚げの冷凍を活用
090 「スマート外来」の管理栄養士が教える食事のコツ

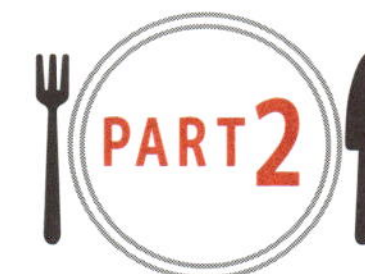

1分で肝臓から脂肪が落ちる「ゆる運動」

094 ゆる運動 ゆるく体を動かすだけでしっかりやせ体質になる

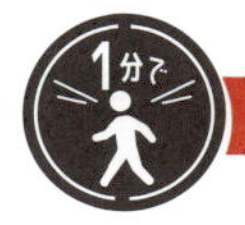

ゆる運動

097 出かけるついでに縦伸び1分早歩き
098 座りながらできるひざ裏伸ばし
099 鼠径部(そけいぶ)を押さえて貧乏ゆすり
099 足を投げ出して社長座り
100 つま先の上げ下げでふくらはぎを刺激
100 寝ながら両手足をブラブラ
101 食後 30 分以内に行うつかまりスロースクワット
102 下半身を鍛えるフラミンゴポーズ
102 お腹が引き締まるプランク
103 腕の筋力をアップするひざつき腕立て伏せ
104 肩まわりの血流を促進する肩まわし
105 移動方法を階段に“置き換える”
105 遠くの駐車場に車を停めて歩数を増やす

1分で肝臓から脂肪が落ちる「睡眠・メンタルケア」

108 睡眠・メンタルケア 心が軽くなれば体も軽くなる

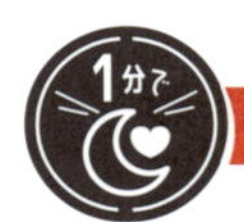

睡眠・メンタルケア

110 眠れなくても焦らずふう～っと息を吐く
110 その日に起きたよかったことを1行で書く
111 寝る前に翌日の洋服の支度をする
111 お風呂で気持ちよくハミング
112 腰痛も緩和する睡眠前のねじりポーズ
113 起きたらカーテンを開けて朝日を浴びる
114 「そういうこともあるよね～」と受け流す
114 毎日体重計にのり、逃げなかった自分をほめる
115 洋服やメイクで気分を盛り上げる
115 少し先に楽しい予定を入れ、その日に向けて自分磨き
116 1か月の減量目標を明確にしてダイエット宣言
116 家族や身近な人を巻き込んで協力者にする

コレ大事!

118 ALTが30を超えたら脂肪肝のサイン

体験談にご協力くださった
122 「スマート外来」患者の数値改善データ

124 おわりに

126 参考文献・参考図書

Column

Dr.尾形実践メソッド
092 肝臓をいたわる キャロットラペ
106 深い眠りにつける サウナ
117 習慣化のお助けツール 継続アプリ

本書の使い方

* 大さじ1は15mℓ、小さじ1は5mℓ、少々は小さじ1/8ほど。
* 食材を洗う、皮をむく、ヘタや種を取るなどの下処理は記述を省略している場合があります。
* 電子レンジは600Wを基準にした加熱時間です。500Wの場合は1.2倍を目安に加熱してください。
* 電子レンジで加熱する場合は、必ず耐熱の器や容器を使用してください。
* 栄養計算は、文部科学省『日本食品標準成分表（八訂）増補2023年』をもとに算出しています。
* 本書に掲載している情報は2024年8月末現在のものです。

STAFF

装丁……小口翔平＋青山風音（tobufune）
本文デザイン……島村千代子
イラスト……斉藤ヨーコ
DTP……（株）キャップス
編集・制作協力……江山 彩（編集室桜衣）
校正……麦秋アートセンター
編集……大矢麻利子（KADOKAWA）

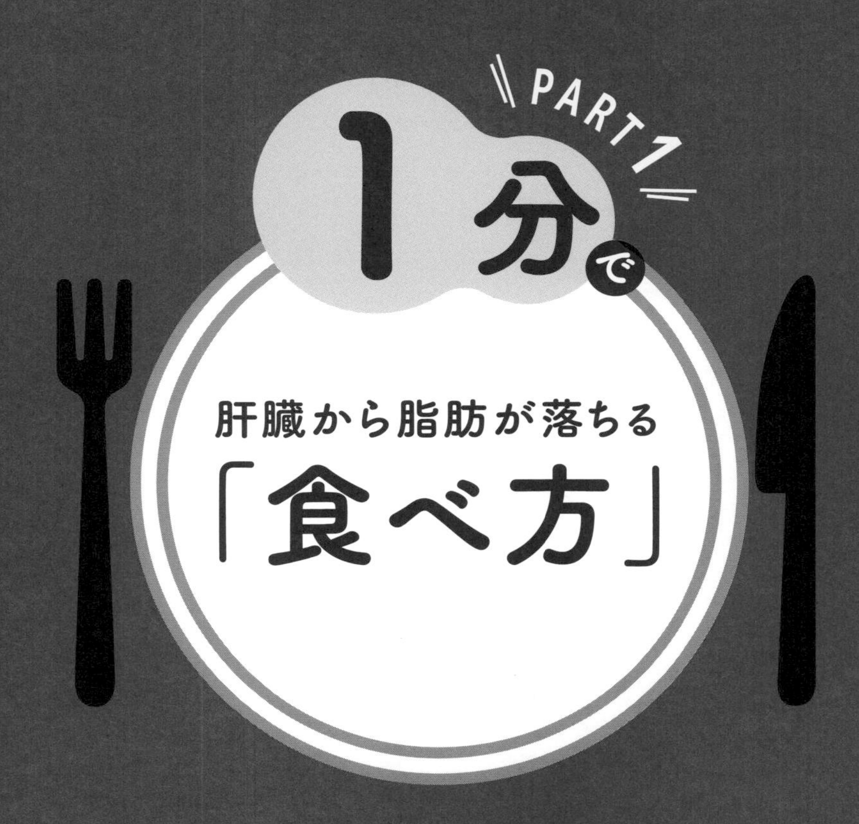

肝臓に脂肪が増える最大の原因は“糖質の過剰摂取”。
コントロールすることで改善の道が開かれます。
ただ減らすだけでなく
タンパク源や野菜を充実させ、満足度の高い食事にしましょう。
そのために1分でできる“食べ方の工夫”を紹介します。

＼ 患者の8割が3か月で5kg減！／

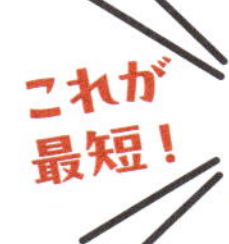

やせる食べ方ルール

食事指導をするなかで“肝臓から脂肪を落とす”ことに成功した
やせるための“最短の食べ方”をお伝えします。

これが最短！

やせる食べ方ルール3＋食べないルール1

ルール1

ご飯、パン、麺などの主食は**半分の量**に

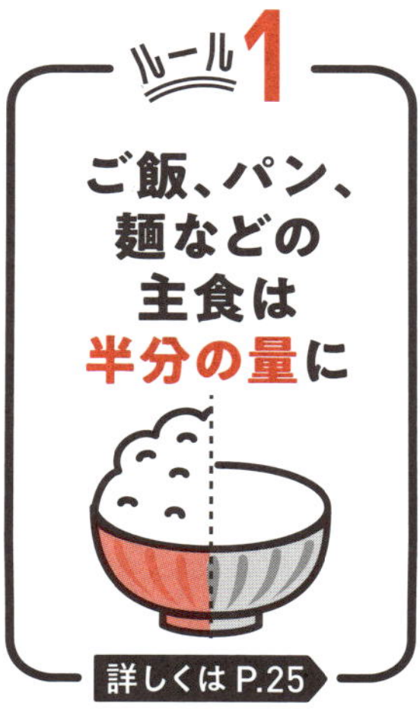

詳しくはP.25

ルール2

体重1kg当たり1gのタンパク質を**3食**に分けてとる

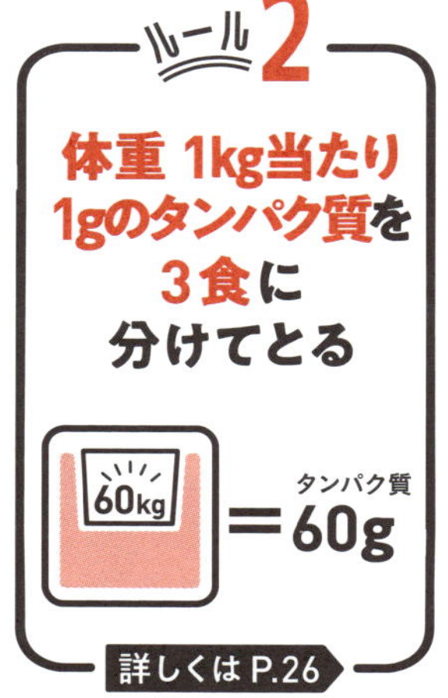

詳しくはP.26

ルール3

野菜やきのこ、海藻は**量を気にせずモリモリ食べる**

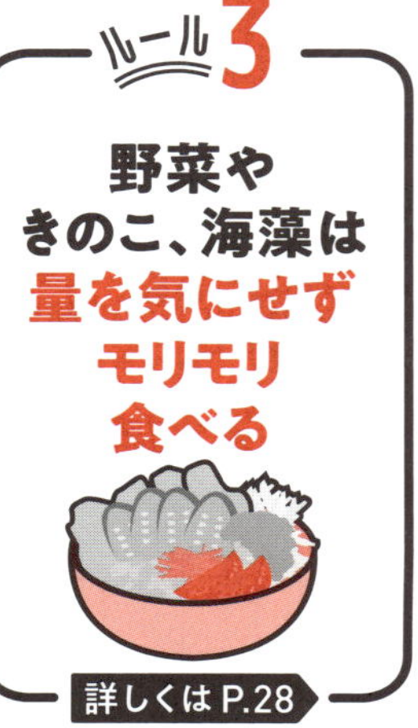

詳しくはP.28

＋

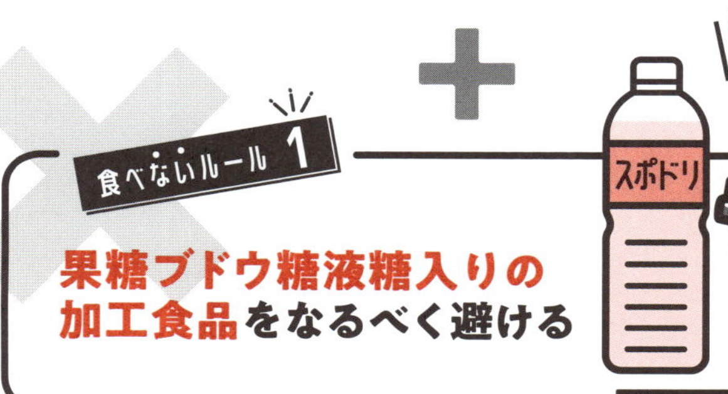

食べないルール1

果糖ブドウ糖液糖入りの加工食品をなるべく避ける

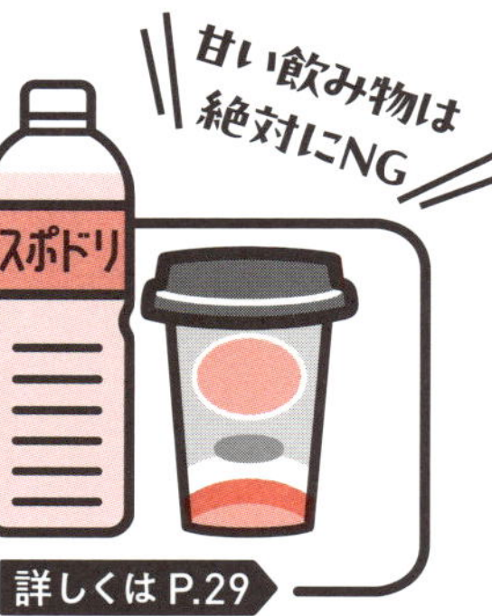

甘い飲み物は絶対にNG

詳しくはP.29

ルール 1

ご飯、パン、麺などの主食は半分の量に

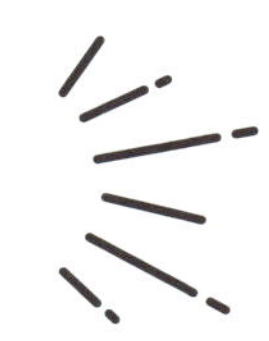

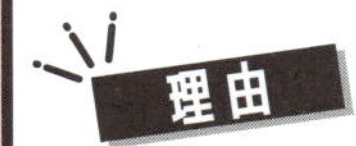

理由

米、パン、麺中心の食事が肝臓の脂肪を増やすから

脂肪肝になる最大の原因は“糖質”です。糖質はおもに米、パン、麺、果物などの食品に含まれています。体内ではブドウ糖に分解され、血液を通じて全身に運ばれ、細胞のエネルギー源として利用される大切な栄養素。

しかし糖質が過剰に摂取されると、エネルギーとして使いきれなかった余剰の糖は中性脂肪として蓄えられることに。中性脂肪が肝臓に蓄積すると、“脂肪肝が進行する”わけです。

てっとり早く食事をしようとすると、丼ものやサンドイッチ、うどんなど、糖質メインの食事になりがちです。こうした食事が習慣化することで、肝臓に脂肪が増える人が増えているのです。

だから、こうする!

1食の糖質量は20〜40g。ご飯なら茶碗1/2杯(70g)

ご飯

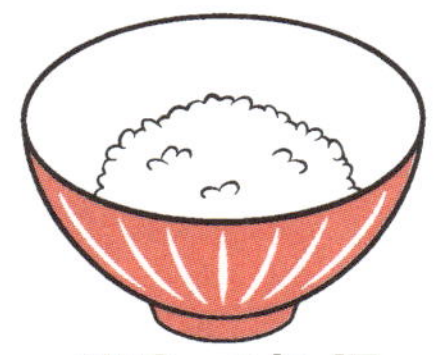

茶碗　1/2杯

糖質から必要なエネルギー量を確保しつつ、肝臓に脂肪を増やさない糖質摂取量は、1食で20〜40g。1日のトータルは130gを上限にしましょう。主食で考えると、1食当たりのご飯の目安量は70gです。茶碗1杯でご飯150gなので、茶碗の半分ほど。この量を守れば、主食から摂取する糖質量が25gほどで、おかずを十分にとっても、糖質量が増えすぎません。

1食で食べていい主食の量

食パン	6枚切り1枚
うどん(ゆで)	1/2玉(120g)
うどん(乾燥)	35g
そば(乾燥)	35g
スパゲッティ(乾燥)	35g
もち	1個(50g)

データ提供：佐久市立国保浅間総合病院「スマート外来」

体重 1kg当たり 1gのタンパク質を 3食に分けてとる

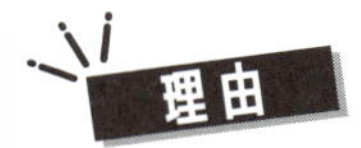

タンパク質不足は筋肉を減らし、肝臓に脂肪が増えるから

タンパク質は筋肉の構成要素であり、筋肉の修復と成長に欠かせません。1日に必要なタンパク質量は、おおむね体重 1kg当たり1gと考えます。体重 60kgの人の場合、1日に必要なタンパク質量は 60 g。3食に分けると1食当たり 20 gです。しかし、多くの人が1食でタンパク質を 20 gとれていないのが現状（下グラフ参照）。筋肉が減ると血中のブドウ糖の貯蔵場所も減り、処理しきれない糖は肝臓に中性脂肪として蓄えられます。筋肉量の減少は脂肪肝に直結するのです。

1食当たりのタンパク質摂取量が 20g未満の割合

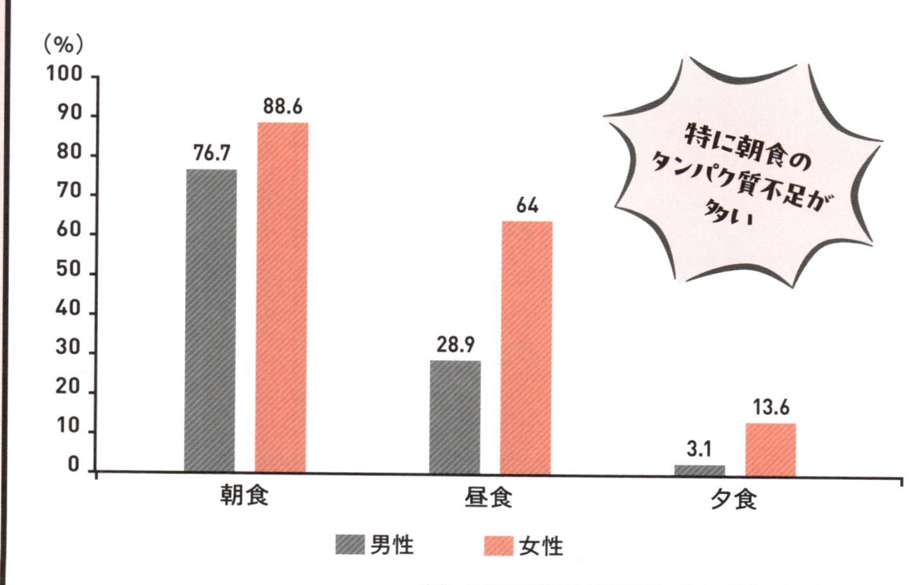

出典：国立研究開発法人医薬基盤・健康・栄養研究所（2012 年）

だから、こうする!

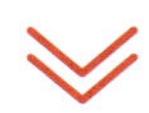

1食20～30gのタンパク質を3回とる

タンパク質は肉、魚、卵、大豆食品、乳製品に豊富に含まれています。ただし、消化・吸収に時間がかかるうえ、体に長くとどめておけないので、1日3食に分けてこまめにとることが大切です。
毎食、タンパク質を20～30gの範囲でとるようにすると、食事のボリュームの面でも食べやすいといえます。
肉や魚なら100g分で約20gのタンパク質を摂取できます。
卵1個や納豆1パック、豆腐1/3丁（100g）には約7gのタンパク質が含まれるので、3つを組み合わせればOK。また、同じタンパク質でも脂質が少ない大豆食品や魚、とり肉を優先します。ツナ缶、さば缶、チーズ、豆腐バーなども手軽に食べられる食品です。卵、乳製品（牛乳を除く）も含めてバランスよく食べましょう。

タンパク質1食分（20～30g）の分量

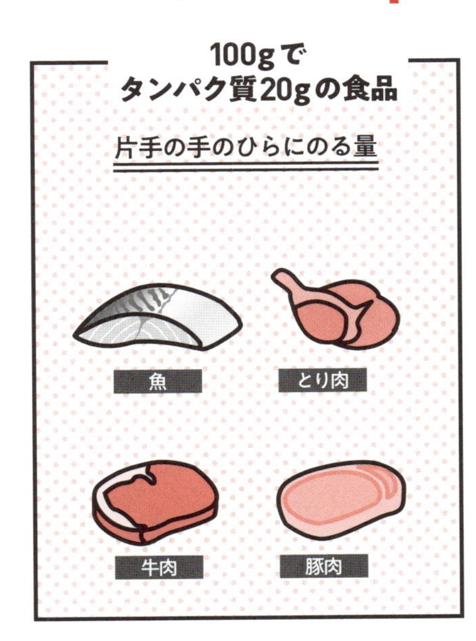

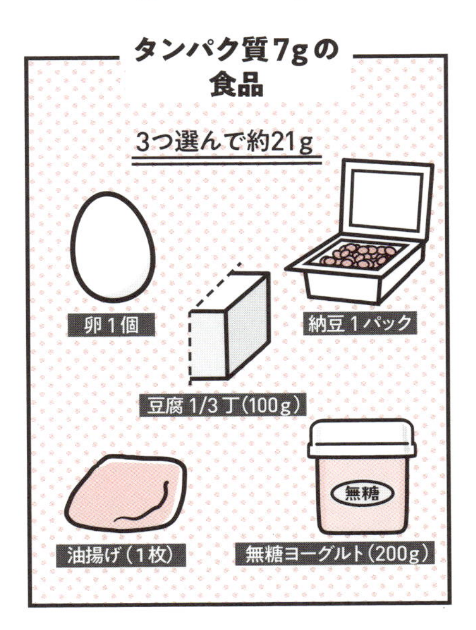

大豆食品、魚、とり肉を優先し、卵、乳製品も含めてバランスよく取り入れましょう。

野菜やきのこ、海藻は量を気にせずモリモリ食べる

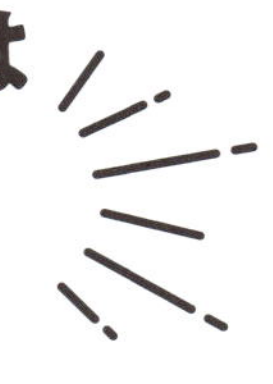

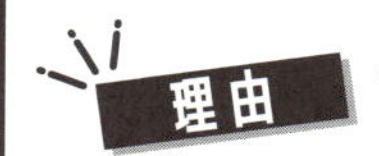

食物繊維不足は便秘を招き、肝臓に負担をかけるから

肥満・脂肪肝でスマート外来を受診する人の野菜摂取量を調べたところ、日本人の推奨摂取量の約半分ほどでした*02)。野菜不足は、食物繊維不足になります。
食物繊維は、腸内の善玉菌の栄養源となって腸の健康を維持する重要な成分です。さらに、便のかさを増やしたり、便を送り出すぜん動運動を活発にさせたりと、便秘を防ぎます。便が腸内に停滞すれば大腸でも栄養が吸収されて太りやすいうえ、腐敗して毒素が増え、有害物質を解毒するために、肝臓の負担は大きくなります。

だから、こうする！

野菜は1日350g以上。朝はお手軽スープがおすすめ

食物繊維の摂取不足を阻止するために、野菜は1日350 gを基本にしましょう。きのこや海藻、こんにゃくなども加えながら、続けられる工夫をすることが大切。
野菜は生では、量を食べにくいので、朝食は野菜スープ（P.58参照）にして、1食120 g分の野菜を入れるようにすれば、1日にとりたい量をクリアしやすくなります。
簡単な作り置きメニューも便利です。

1杯で野菜120gを確保！

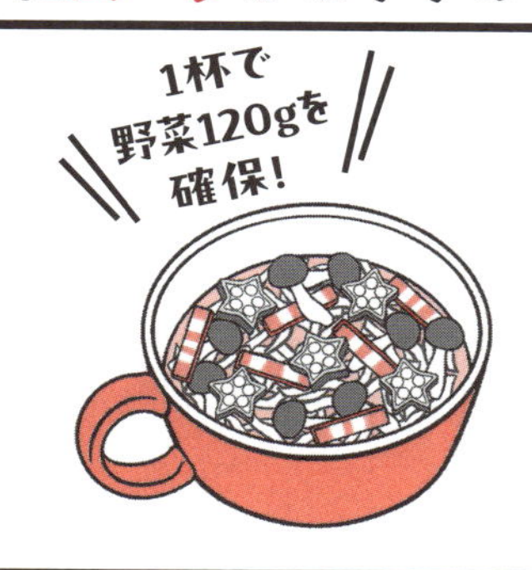

食物繊維をとるメリット

血糖値を上げにくい

食物繊維は胃や腸での消化を遅らせ、糖質の吸収スピードを緩やかにします。これによって、血糖値の急激な上昇を防ぐことができます。

満腹感を得やすい

食物繊維は消化・吸収が遅いため、胃腸内での滞留時間が長くなります。これによって、食べた後に長時間にわたって満腹感が続きます。

食べないルール 1

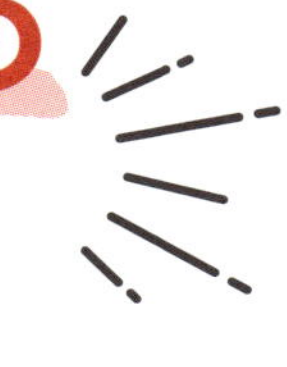

果糖ブドウ糖液糖入りの加工食品をなるべく避ける

理由

脂肪肝に直結しやすい「果糖」が50%以上含まれるから

果糖ブドウ糖液糖は、おもに飲料や加工食品に使用される甘味料の一種。とうもろこしなどのデンプンを原料とするため、砂糖よりも安価に生産できます。また、少量でも十分な甘味を得られて、液体状で使用しやすいメリットから、さまざまな加工食品に使用されています。
果糖含有率が50%以上の果糖ブドウ糖液糖は甘さが砂糖とほぼ同じとされ、使用頻度が高いようです。果糖は、ブドウ糖以上に肝臓の脂肪化を促進する成分です。過剰になるほど、脂肪肝が進みます。

だから、こうする！

甘い飲み物、スナック菓子、カップ麺の3つだけやめる

ジュースや調味料など、果糖ブドウ糖液糖の使用範囲はとても広く、完全に避けるのは現実的ではありません。ただ、肝臓へのインパクトが大きいスポーツドリンク、清涼飲料水、栄養ドリンクなどの甘い飲み物は絶対に避けること。甘い飲み物を口にしないだけで、肝臓が元気になる人もいます。
その他、添加物なども多いスナック菓子、カップ麺を含めた3種だけは、食べるのをやめましょう。

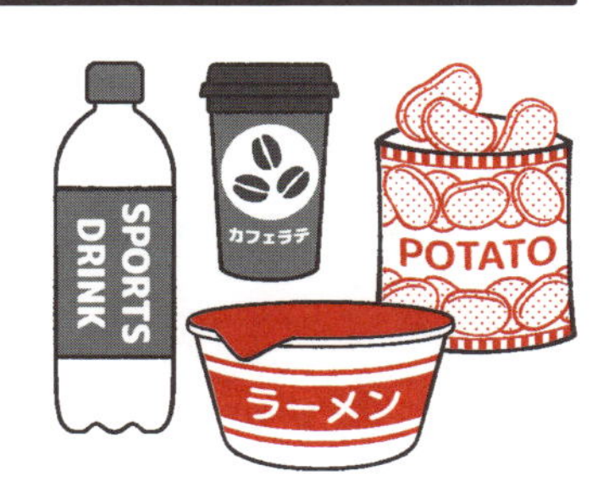

ちなみに…

カロリーゼロの人工甘味料も、甘いものに依存しないために避けるのがベスト！

水の飲み方

水を味方につけて
アブラを燃やす

水分を減らせば体重が落ちると思っていませんか?
脂肪を落とすために、もっとも重要なのは"水を飲む"ことです。

水を1日1.5ℓ飲むだけで体が変わる

減量のためには食事を制限したり、運動をしたりしなければならず、「なんだか大変そう……」と思いがちですが、ガマンせず、お金もかからず、効率よく代謝を促して、脂肪を落とす方法があります。それが、**「1日1.5ℓの水を飲む」**ことです。
私たちの体の55~60%は水分が占めています。血流の多い肝臓にはさらに多くの水分が含まれています。しかし、脂肪組織の水分含有率は33%程度。つまり、体に脂肪が増えると水分含有率が減っている状態に。**脂肪が多い人はやせている人よりも水分量が少ない**のです。これと同様のことが肝臓でも起きます。
忙しくて水分を摂取する時間がない、水を飲んだら太りそうという理由で水分摂取量が少ないと、体は脱水状態となり、代謝機能が働きません。結果、エネルギーを消費しにくい"太りやすい体質"になってしまいます。
だから、毎日1.5ℓの水分をとる習慣を身につけてほしいのです。
成人は1日で平均、尿や便から1.6ℓ、呼吸や汗から0.9ℓの合計2.5ℓほどの水分を失います[*03)]。一方で、食事から約1.0ℓの水分を摂取でき、体内で作られる水が300mℓほどあります。つまり、摂取すべき必要最低限の水分量は1.2ℓ。

しかし、やせるためには1.5ℓを基準にするのが理想です。というのも、**水を飲むことで一時的に代謝率が上昇し、エネルギー消費が増加することが科学的に証明されているから**。さらに、腸の動きも活発になるため、便秘の改善にもつながります。排泄機能が高まれば、やせやすくなるのは当然のことです。ただし、**同じ水分だからといってジュースやスポーツドリンクなどは絶対にNG**。余計な糖分を摂取して太るだけです。

食前に水を飲むとやせる理由

やせる水の飲み方のポイントは"水を食前にコップ１杯飲む"こと。
この方法を**「水分プレローディング」**と呼んでいます。プレとは「事前」、ローディングとは「補給」を意味し、「水分を事前に補給する＝食前に水を飲むこと」になります。
体内の塩分濃度が上がると、体は水分不足で飢餓状態と認識し、脂肪をため込もうとする生体システムが自動的に働きます[*04)]。だから、

水分プレローディングの効果

満足感を得やすい

食前に水分を摂取することで、満腹感が早く訪れます。食事量が自然に減って[*05)]、食べすぎを防ぎやすくなります。

間食が減る

水を事前に飲むことで食事の満足度が高まり、次の食事までの間食を減らしやすいという報告[*06)]があります。

エネルギー消費を増やせる

水を飲むと一時的に代謝効率が上がり、エネルギー消費が増加[*07)]。食べても、太りにくい体質に変わっていきます。

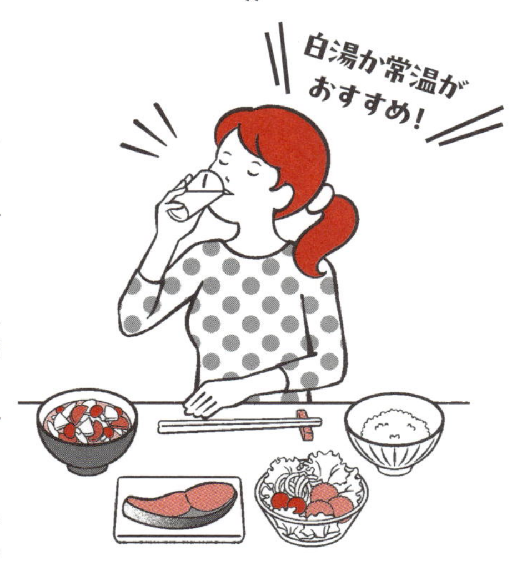

食事によって塩分濃度を上げすぎないように水を飲んでおけば、余計な脂肪の蓄積も防げます。しかも、**食前に水を飲めば満腹感が早まるので、食事量を減らす効果も期待できます**。
なお、**冷水は胃腸を冷やして消化・吸収を妨げやすいので、常温か白湯で飲むことをおすすめ**します。

こまめな摂取が脂肪を減らすコツ

水の飲み方ですが、一気に大量に飲んでも効果は上がりません。こまめな摂取が大切です。**ちょこちょこ体を潤すことが、絶え間なく代謝を促して体のアブラを燃やす重要なカギ**。
起床後にコップ１杯、午前中に500㎖を数回に分けて飲み、午後に500㎖を数回に分けて飲み、入浴の前後にコップ1.5杯の水を飲むようにすると、習慣にしやすいでしょう。

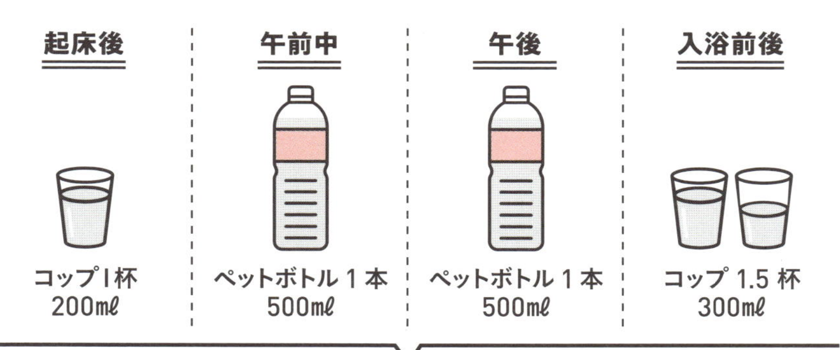

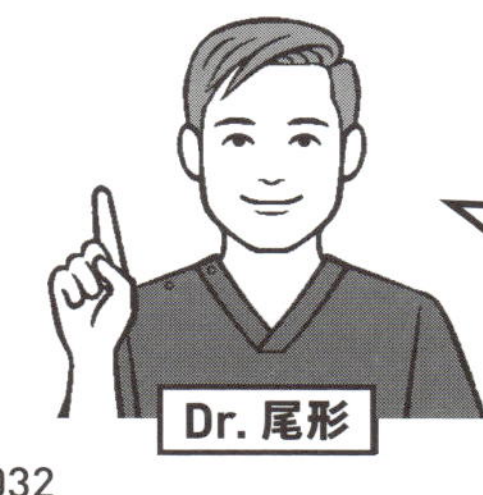

水で体を潤すと、
肝臓は元気に働き出しますよ！

1分で

水の飲み方

目盛り付きのボトルに入れ 1日の水分量を見える化

1日に必要な 1.5ℓを毎日飲むには、
飲んでいる水分量を把握しやすい工夫が大切。
水の量がひと目でわかるボトルを利用するのがおすすめ。

水を事前に用意して 水分の摂取不足を防ぐ

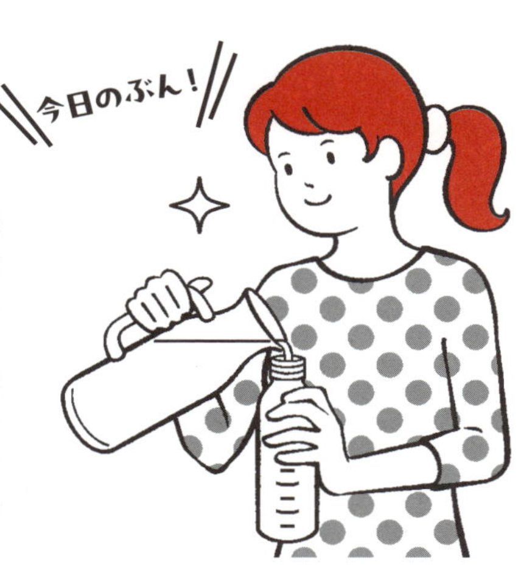

コップに水を注いでそのつど飲んでいると、1日にどれだけの水を飲んだか把握しにくいものです。起床後など、1日の始まりのタイミングで目盛り付きのボトルに水を入れ、飲む水の量を見える化するのが摂取不足を防ぐポイント。最近は分量だけでなく時間まで目盛りに示して、飲むタイミングも意識できるボトルも販売されています。便利なボトルを、減量生活の相棒にしてみては。

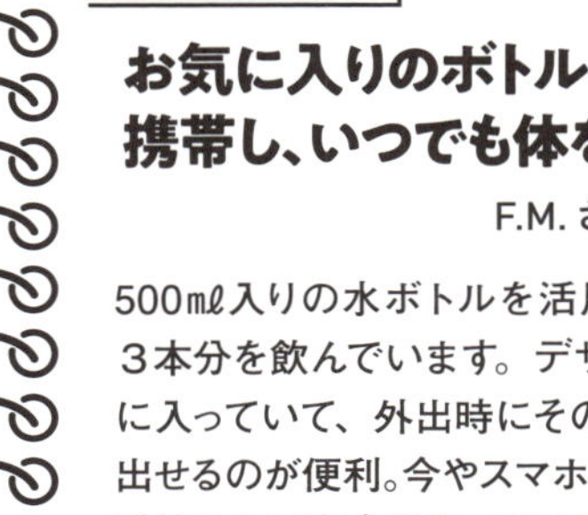

体験者の声

お気に入りのボトルに入れて 携帯し、いつでも体を潤す

F.M. さん（44 歳）

500㎖入りの水ボトルを活用し、1日３本分を飲んでいます。デザインも気に入っていて、外出時にそのまま持ち出せるのが便利。今やスマホと同様に、手放せない存在になっています。

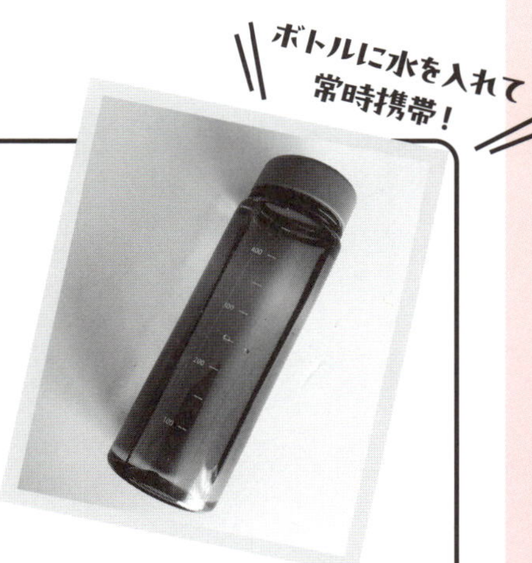

水の飲み方

起床後すぐに水を飲む

目覚めてすぐの水分摂取はやせるためにマストです。水で血流を促すと朝から脂肪を燃やせる体に!

睡眠中に失われた水分を起床後すぐに補って

睡眠中には500mℓほどの汗をかいていて、寝起きの体は水分不足。失った水分を補給するために、起床後は必ずコップ1杯(200mℓ)を飲む習慣を。

体験者の声

朝イチの水飲み習慣で血圧も安定

T.A.さん(55歳)

朝、その日に飲む1ℓずつの湯と水を用意し、マメに水分を補給。血圧もコントロールしやすくなりました。

水の飲み方

作業中は手元に水を置いて飲む

忙しいときの水分摂取は、ついつい忘れがちです。さっと飲めるように水を用意しておくのが鉄則。

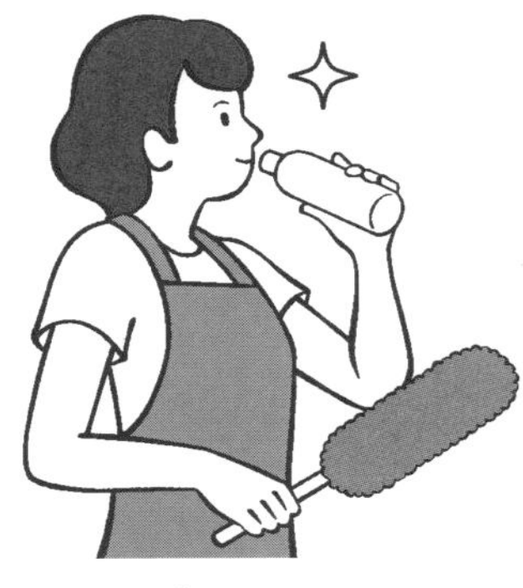

仕事や家事を始める前に水を手元に準備して

のどが渇く前に水分摂取をするのが基本です。仕事や家事に追われているとついつい怠りがちですが、常に手元に水を用意してこまめに飲むようにしましょう。気分もリフレッシュします。

水の飲み方

トイレに行く度に水を飲む

水分はこまめにとるのが大切。
トイレに行ったら、
水分補給のタイミングと
習慣づけましょう。

“出したら飲む”習慣で水分不足を防ぐ

トイレ後すぐに水を飲まないと体に不具合が起こるわけではありません。ただ、水分摂取を思い出しやすいタイミングなので、“出したら飲む”を習慣に。

体験者の声

トイレの回数が増えて肝機能が改善

O.R.さん（60歳）

水分摂取を増やすようになってトイレの回数が増加。そのつど水分を補給していたら、肝機能がよくなってきました。

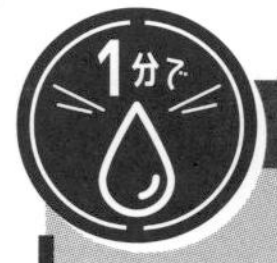

水の飲み方

入浴前後に水を飲む

入浴後だけでなく、
入浴前にも水を飲みましょう。
入浴中に体の中から温まり、
代謝がアップ！

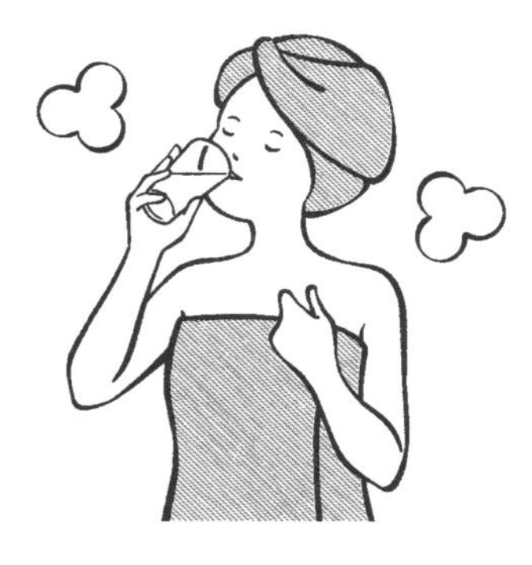

入浴前後の水分補給で脱水症状を防いで

入浴時は汗で体から水分が減ります。入浴前後は合計300㎖の水を飲んで、脱水症状を防ぎましょう。入浴後に血流が促進されて体温が上がり、その後体温が下がると入眠しやすくなります。

1分で

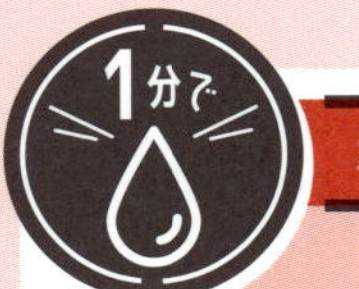

水の飲み方

汗をかくときは、水にたくあん2枚をプラス

たくさん汗をかくからとスポーツドリンクを飲むのは間違い。
大量の糖分が肝臓に大きな負担をかけます。
食事がとれているなら、水と少量の漬物で十分です。

スポーツドリンクをやめれば(※)、糖質量23g以上カット！
SPORTS DRINK

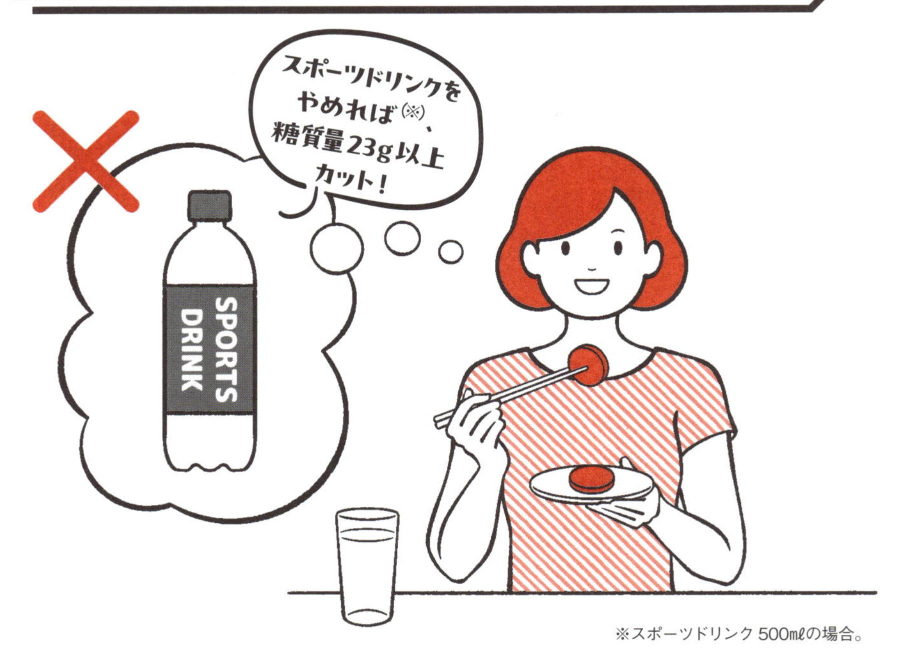

※スポーツドリンク 500mℓの場合。

スポドリ習慣は太る！水＋適度な塩分で脱水対策

暑い日や運動後など、大量に汗をかくときは、水分のほかに塩分も摂取することが推奨されています。しかし、スポーツドリンクには大量の糖分が含まれていて減量には向きません。その代わりに0.6ｇ程度の塩分をとれるたくあん２枚をプラスすれば、脱水症状を防げます。

塩分0.6g相当の食品

食品	量
はちみつ梅（塩分 7%）	1/2 個
ちくわ	1 本（30g）
プロセスチーズ（スライス）	1 枚（20g）

水の飲み方 Q&A

「炭酸水でもいいの?」「水の摂取に注意が必要な人は?」など、
“水飲み生活”を始めるに当たっての質問をまとめました。

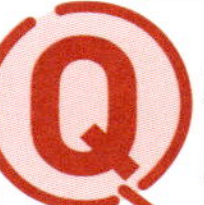

水の代わりに炭酸水でもいい?

1日1.5ℓ飲めるならOK

砂糖を含まない炭酸水ならOK。お腹が膨らむので、食べすぎを防ぐ効果も期待できます。ただ、1日1.5ℓの水分摂取量はマスト。量を飲みづらい場合は、普通の水も含めて合計1.5ℓの水を摂取してください。お茶やブラックコーヒーも含めてかまいませんが、緑茶やコーヒーには利尿作用があるので1日コップ3杯までに。

水道水よりミネラルウォーターがいい?

どちらでもOK!軟水が飲みやすい

水とは一生付き合うものなので、ムリなく続けられることが大切。もちろんミネラルウォーターでもいいですが、価格の高いものにこだわって、飲み続けられないなら本末転倒です。水道水でもかまいませんので、毎日飲む習慣を続けることからスタート!これまでに水をあまり飲んでこなかった人ほど、効果が表れやすいです。

水の摂取に注意が必要な人は?

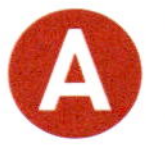

腎機能低下など一部の疾患で注意が必要

一部の疾患がある人は、水分制限が必要です。水分が増えると浮腫や肺水腫を引き起こす可能性がある心不全の人や、透析を必要とするレベルまで腎機能が低下している人、肝硬変などの疾患がある人は要注意です。その他、右の表に該当する病態の方をはじめ、何らかの持病がある人は、必ず主治医の指導に従ってください。

水分制限が必要な病態
心不全
腎不全
肝硬変
ネフローゼ症候群
低ナトリウム血症
高血圧(特に水分過多が関与する場合)
肺水腫
甲状腺機能低下症
その他、特定の代謝性疾患

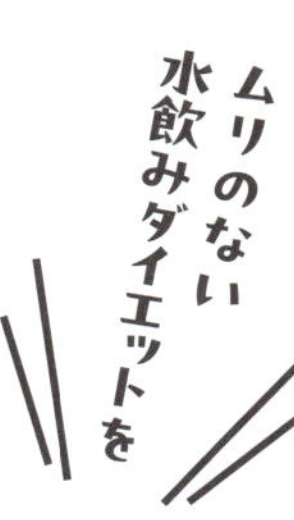

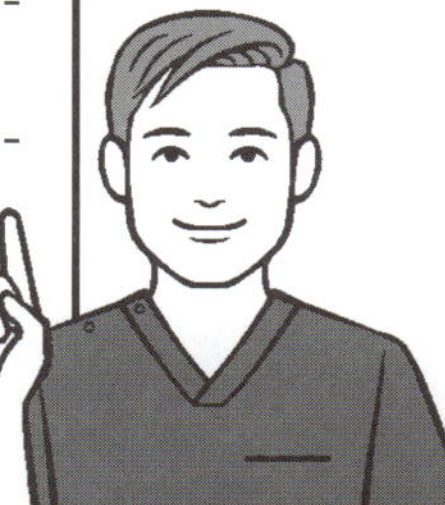

血流アップ

血液が巡ると肝臓の代謝アップ

代謝を上げれば食べても太りにくい“おトクな体”に変わります。
そこで必要なのは、“血流をよくする”ことです。

血流がよくなれば代謝が上がってやせる

40歳を過ぎるころから「食べる量は変わっていないのに太りやすくなった」という人が増えます。これは、代謝が低下しているサイン。特に、じっとしてもエネルギーが消費される「基礎代謝」が低下すると、使われないエネルギーが増え、肝臓の脂肪も増加します。
肝臓は糖質、脂質、タンパク質の代謝を司る臓器で、基礎代謝量の高さもピカイチです（P.15参照）。その肝臓に脂肪が増えて肝機能が低下すると、基礎代謝量の低下にも拍車がかかります。
つまり、効率よくやせるには**基礎代謝を上げて、肝臓を元気にすることが欠かせない**のです。
そこで重要なのが**“血流をよくする”こと**です。
血液は心臓から全身へと巡り、再び心臓へ戻って循環しています。血液がスムーズに流れる“血流がよい状態”なら、酸素や栄養素が細胞のすみずみに届けられ、同時に不要な脂肪や老廃物を回収して、最終的に体外に排出されます。しかし、**血流が悪いと脂肪や老廃物を回収できず、体にたまったままに**。
肝臓は毎分1ℓという大量の血液が流れ込む、血流との関係が深い臓器です。流入する血液の80％が胃、小腸、大腸、すい臓、脾臓、胆のうなどから流れ出る静脈が集まる「門脈」からのものです。

この血液から必要な栄養を全身の器官や臓器で利用しやすい形に分解・合成して作り替え（＝代謝）、体に有害な物質を無毒化する（＝解毒）のが、肝臓の重要な働きです。血流が悪いと代謝しきれない栄養が中性脂肪となって蓄積されるうえに体に毒素が増えてしまいます。血流を促すには、**水分を補給して血液の量を増やすこと**。また、**朝食を食べて体温を上げると血行がよくなります**。食事中は、**よく噛むことでも血流量が増える**ことがわかっています[08)]。

＼＼ 血流を促す食生活 ／／

水を飲む

水分不足で脱水状態になると、血液の濃度や粘度が高くなり、血流が悪化します。1日1.5ℓを目安に、こまめな水分摂取を。

朝食を食べる

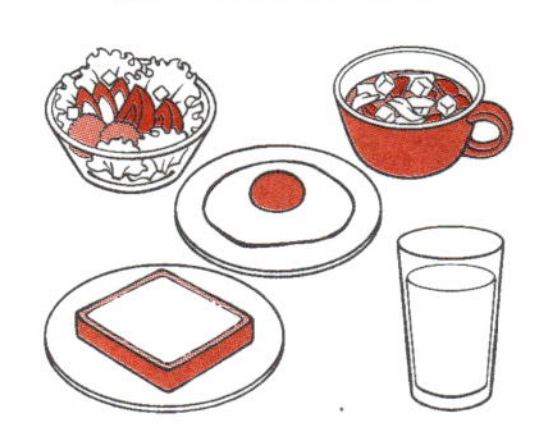

寝起きは体温が低いですが、朝食を食べると体温が上がって血行も改善。起床後は水分摂取後に、朝食を食べましょう。

よく噛む

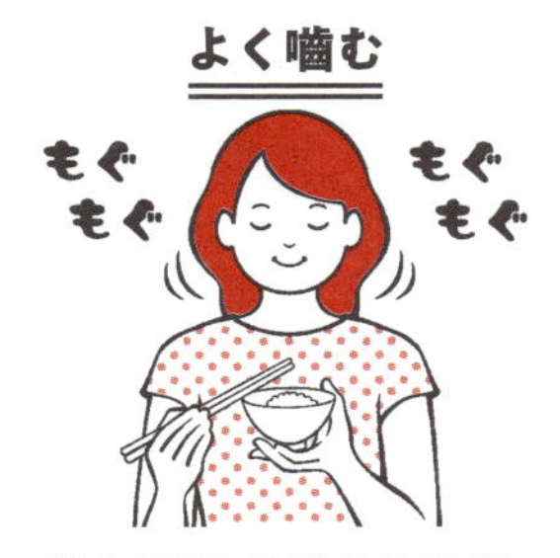

噛む回数が増えるほど、胃や小腸に血液を送る動脈の血流量が増加して消化活動が活発になり、代謝が上がります。

高血糖を防ぐと肝臓の血管も元気になる

肝臓に血液を巡らせるには、“良質な血液”と“健やかな血管”が必要です。しかし、これを邪魔するのが**「高血糖」**です。
血糖値が高いと血液の粘度が高くなって血流が悪くなるだけでなく、血管自体を傷つけます。傷ついた血管は修復されるものの、その修復がくり返されることで血管の内側は狭くなり、しなやかさも失われていくのです。
さらに、**高血糖こそが脂肪肝の原因**といって過言ではありません。
高血糖が続くと、エネルギーとして消費しきれない糖が中性脂肪に

変換され、肝臓にも脂肪が蓄積されます。肝臓に脂肪が増えると血糖値を下げるインスリンの効きが悪くなることが知られていて、さらに肝臓に脂肪を増やす“負のスパイラル”に突入します。糖質を控えて高血糖を避ければ、肝臓の働きは守られます。肝臓が元気ならインスリンもしっかり効くので、血液も血管も守られます。**血流がよければ太りにくい体になる**のです。

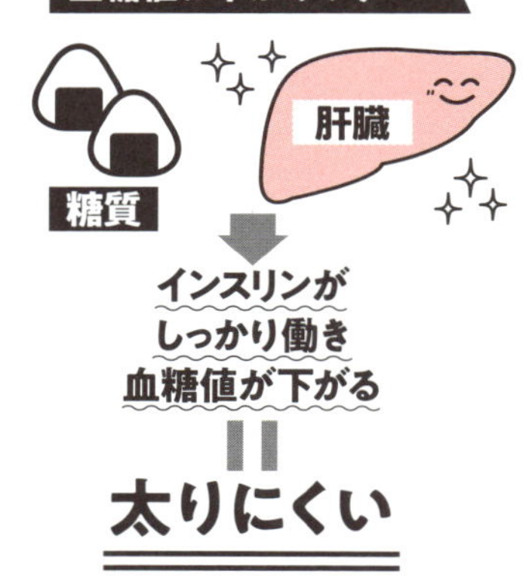

抗酸化成分が肝臓の炎症を抑える

脂肪肝になると栄養素を分解してエネルギーに変えるときに、活性酸素などの有害な物質が増え、それによって肝細胞が傷ついて炎症が起こります。これがMASH（P.9参照）に代表される**「脂肪肝炎」**です。**脂肪肝炎を抑えるために有効なのが、抗酸化作用のある栄養素**。特に、**ビタミンEには肝細胞の炎症を軽減し、傷ついた細胞を修復するために線維化した肝臓の改善に有効である**ことが報告されています。抗酸化成分は血管の健康も保つので、積極的にとりましょう。

抗酸化作用のある栄養素

ビタミンE

血行を促進し、動脈硬化や血栓の予防、血圧の低下、LDLコレステロールの減少、細胞膜を健全に保つなどの働きがあります。強い抗酸化作用を持つ脂溶性のビタミンで、体内の脂質の酸化を防ぎます。

ビタミンEを含む食品 卵、オリーブオイル、種実類、大豆、アボカド

ビタミンC

血管や粘膜、骨、軟骨、筋肉などを丈夫にしたり、傷を修復したりする働きがあります。強い抗酸化作用を持ち、酸化ストレスに由来する疾患の予防効果が期待できます。水溶性なので、生で食べるのがおすすめ。

ビタミンCを含む食品 緑黄色野菜、淡色野菜、キウイフルーツ、柑橘類

ポリフェノール類

「アントシアニン」「カテキン」「カカオポリフェノール」などに代表される、植物に存在する苦味や色素の成分。水に溶けやすいため短時間で作用しますが、長続きはしないので、こまめに摂取するとよいでしょう。

ポリフェノール類を含む食品 ブルーベリー、りんご、コーヒー、緑茶、紅茶

ミネラル類

「セレン」はそれ自体が抗酸化作用を持ちますが、「亜鉛」「銅」「マンガン」のように抗酸化酵素の補酵素として働くミネラルもあります。ミネラルは熱に強くても水に溶けやすいので、煮汁ごと食べるようにしましょう。

ミネラル類を含む食品 海藻類、うるめいわし、桜えび、納豆

カロテノイド

動植物が持つ黄色や赤色の色素成分の総称。抗酸化作用を持つとともに、体内でビタミンＡに変わって皮膚、粘膜を正常に保つ働きもあります。脂溶性なので、油と一緒にとると吸収されやすいです。

カロテノイドを含む食品 緑黄色野菜（にんじん、トマト、ほうれん草、ブロッコリーなど）、卵黄、えび、かに

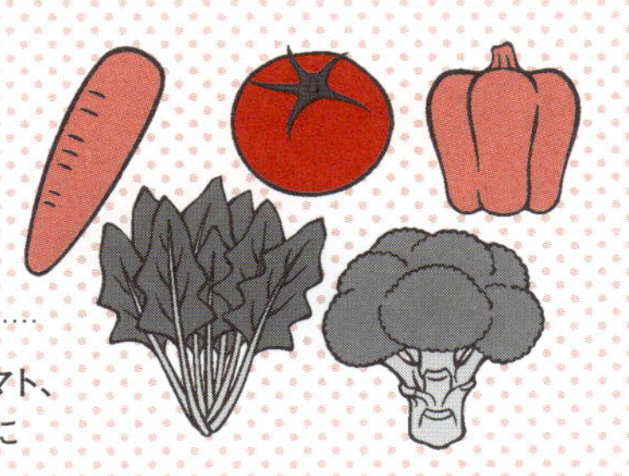

肝臓の血流のために“便秘”を防ぐ

良質な血液を巡らせて肝臓の負担を減らすには、便秘を解消することも大切です。便が腸内に長時間とどまっているとアンモニア、硫化水素などの有害物質や有毒なガスが発生。こうした**有毒成分が血液に乗って全身を巡り、最終的には肝臓での解毒作業を増やします**。**野菜やきのこ、海藻に含まれる食物繊維を十分にとり、発酵食品などで“腸活”をしながら便秘解消に努めましょう**。

肝臓は血流が多い臓器。
キレイな血液で肝臓をいたわって

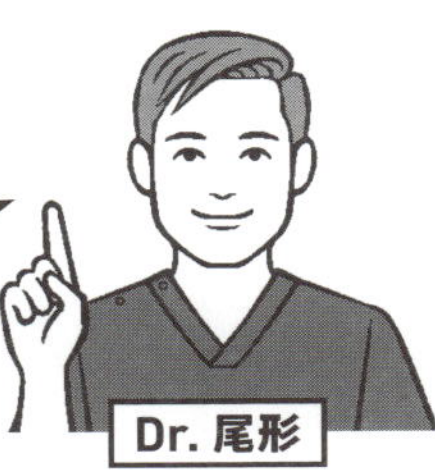

血流アップ

玉ねぎスライスでサラサラ血液に

玉ねぎは血液をサラサラに保つ成分を含んでいます。
ただし、水に溶けやすいため
スライスしたらそのまま食べるのがおすすめ。

血液サラサラ成分は生で食べると摂取できる

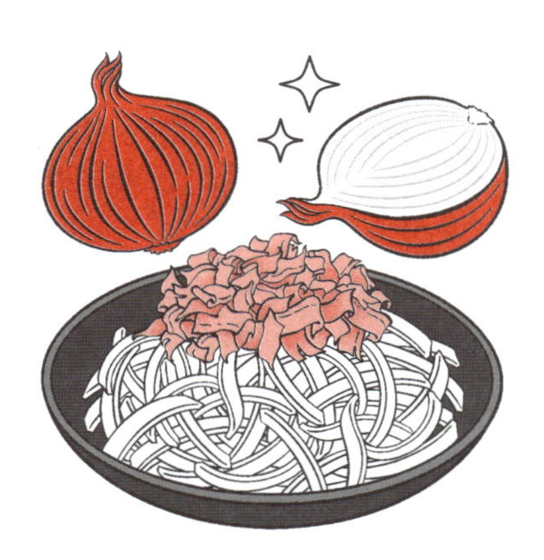

玉ねぎは保存がきくので、常備しておくと便利な野菜。炒め物やみそ汁の具にしてもおいしいですが、生をスライスして食べるのもおすすめです。玉ねぎを切ると涙が出ることがありますが、この刺激成分が「硫化アリル」です。 硫化アリルには、血液の凝固を防ぎ、血栓を予防する働きがあるので、血液をサラサラにしてくれます。辛くて食べにくい場合は、切ったあと少し空気にさらしましょう。

朝カットして昼のサラダにもプラス!

体験者の声

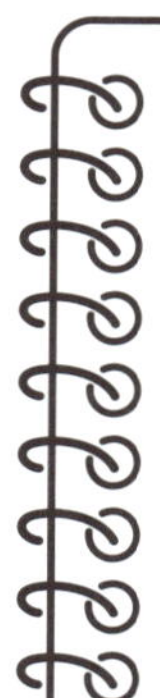

朝の野菜は玉ねぎスライス。多めに用意して、昼食にも

N.M. さん（45 歳）

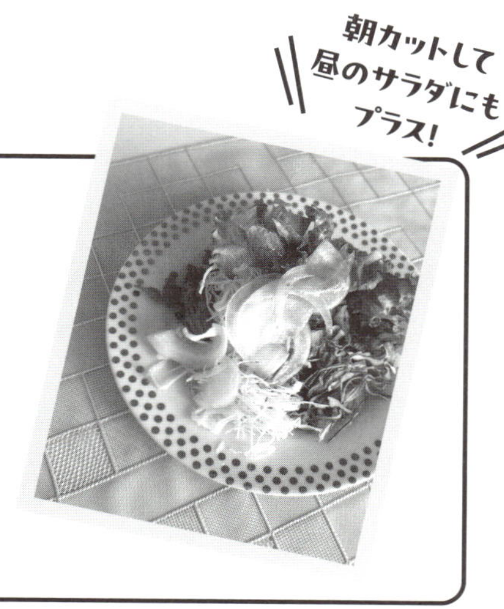

朝は忙しいので、野菜は玉ねぎをスライスして食べるだけ。このときに多めにスライスしておいて、昼食ではレタスやトマトなどの野菜にプラスしてサラダにして食べています。

血流アップ

DHA、EPAが豊富なさば缶を活用

血行促進成分が豊富な青魚は、積極的に食べたい食品。
「さば缶」を活用すれば、
手軽に魚料理を食べられます。

缶を開ければ食べられる「さば缶」は超便利な食品

さばやいわしなどの青魚は、「DHA」や「EPA」という健康成分を豊富に含んでいます。DHA は血流をよくする働きが期待できる成分で、EPA は血中の脂肪やコレステロールを減らして、血液をサラサラにする効果があるといわれます。タンパク源としても優秀な食材で、保存性が高い「さば缶」は減量中の味方です。水煮缶は、かいわれ大根や玉ねぎスライスと合わせるだけで、おいしく食べられます。

魚介類の缶詰に含まれるDHA、EPAの量（可食部100g当たり）

	DHA	EPA
さば缶	1300mg	930mg
いわし缶	1200mg	1200mg
鮭缶	510mg	500mg
ツナ缶	440mg	110mg

※缶詰はいずれも水煮の数値
出典:文部科学省「日本食品標準成分表（八訂）増補 2023 年」

Recipe
さば缶とかいわれ大根のおかかあえ

［材料（作りやすい量）］

さば缶（水煮）…………… 1缶（190g）
かいわれ大根…… 1パック
かつお節…… 1袋（5g）
しょうゆ、ごま油……………各小さじ1

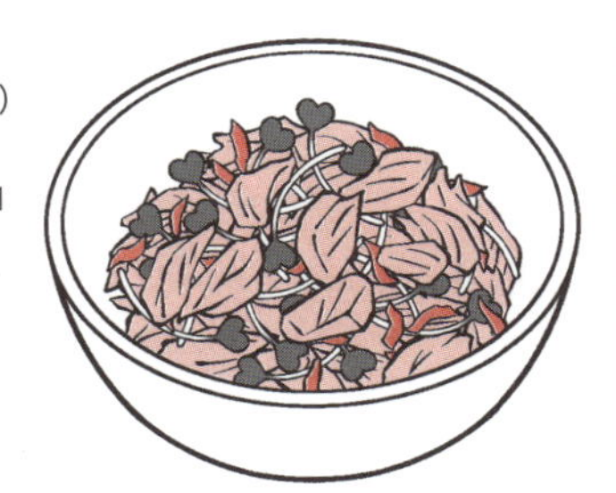

［作り方］

ボウルに缶汁を切ったさば缶と根元を切ったかいわれ大根を入れ、残りの材料を加えて混ぜる。

血流アップ

めかぶ、もずく1パックをみそ汁の具に

パック入りの海藻は
開ければ食べられる
便利な食品。
みそ汁に入れてうま味も倍増!

開けて入れれば みそ汁がボリュームアップ

海藻類は水溶性食物繊維が多く、血糖値の上昇を緩やかにします。めかぶやもずくのパックをみそ汁に加えれば、とたんに腹持ちもよくなります。

体験者の声

もずく入りのみそ汁でお腹が満たされます

O.R.さん（60歳）

食物繊維を増やす目的で、みそ汁にもずくを加えています。かさ増しになってお腹も満たされるので、朝食の定番。

血流アップ

朝食にも間食にものりが大活躍

「のりなんて食べても…」
と思うのは大間違い!
ちょっと加えるだけで
代謝機能が格段にアップ。

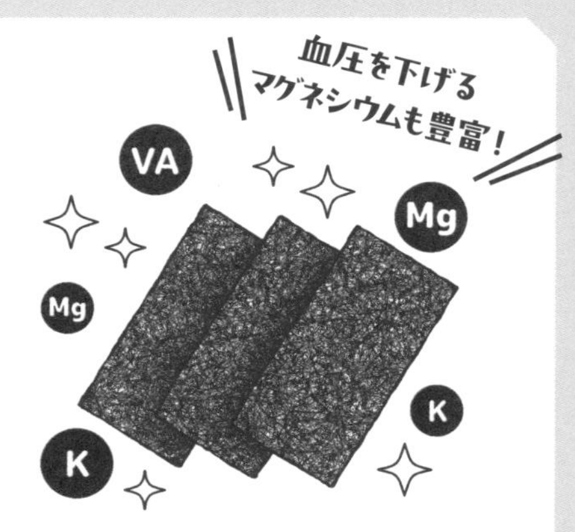

侮るなかれ! のりは血流促進成分の宝庫

抗酸化作用のあるビタミンAや、血圧安定に欠かせないカリウム、マグネシウムを含むのりも重宝します。朝ご飯のお供にしたり、おやつにそのまま食べたりすれば、血液の巡りがよい体に。

1分で

血流アップ

冷凍ほうれん草で手間なしおひたし

ほうれん草は
ゆでるのが面倒だと
あきらめないで!
冷凍品を使えばいいんです。

めんつゆをかけてレンチン!

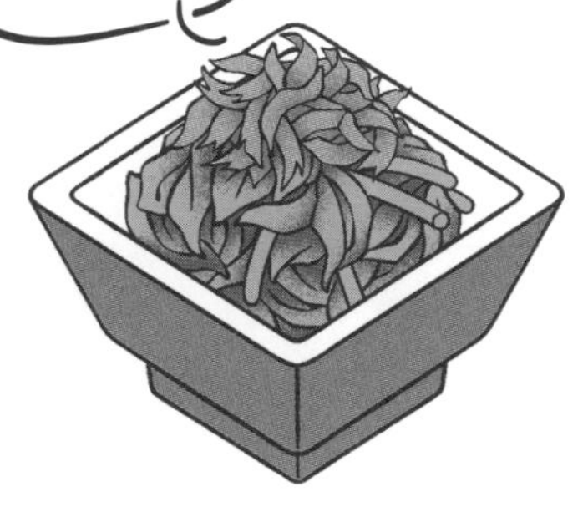

ゆでる工程を省いて手間なく副菜が完成!

抗酸化成分のカロテンや食物繊維が豊富なほうれん草は、積極的に食べたい野菜です。ゆでる手間を省ける冷凍ほうれん草を活用して、ちゃちゃっとおひたしに。手軽に1品が完成します。

1分で

血流アップ

冷凍ブロッコリーで血流も代謝もアップ

抗酸化成分のカロテンや
代謝を助けるビタミンB群が
豊富なブロッコリー。
モリモリ食べて脂肪を燃焼!

レンチンですぐできるお助け食材

「抗酸化・抗糖化・抗炎症」の三拍子が揃うブロッコリーは、血流を促進する優秀な野菜。冷凍品を活用すれば、いつでも準備OK。水でぬらしたキッチンペーパーに包んでラップをしてからレンジで加熱すれば、水っぽくならずに解凍できます。

水でぬらした
キッチンペーパーに
包んでから、
ラップをしてレンチン

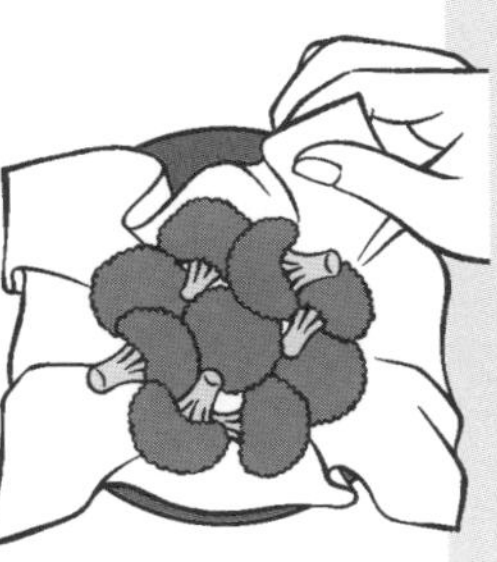

血流アップ

ミニトマト＋酢のダブルパワーで血流を改善

トマトの赤い色素「リコピン」の抗酸化作用と、
酢に含まれる血流改善効果の相乗効果で
キレイな血液を体に巡らせましょう。

切って漬けるだけの最強血流アップ食

血流を改善し、高血圧の改善にも有効なのが、ミニトマトと酢の組み合わせです。トマトやミニトマトの赤い色素は「リコピン」という抗酸化成分で、血管の酸化を防ぎ、しなやかに維持する働きが期待できます。ちなみに、普通のトマトよりも赤みが強いミニトマトのほうが、リコピンの含有量が多いといわれています。
酢に含まれる酢酸には、血管の細胞を健やかに保つ作用があり、血流の改善効果が期待できます。2つの食材を組み合わせて、ほどよい酸味でさっぱり食べられる「ミニトマトのマリネ」を作り置きしておきましょう。

酢が血流を改善する理由

1. 酢に含まれる酢酸が血管を拡張させる。
2. 血中のコレステロールや中性脂肪を低下させる作用がある。
3. 酸味を活用すると、減塩しやすい。

Recipe

ミニトマトのマリネ

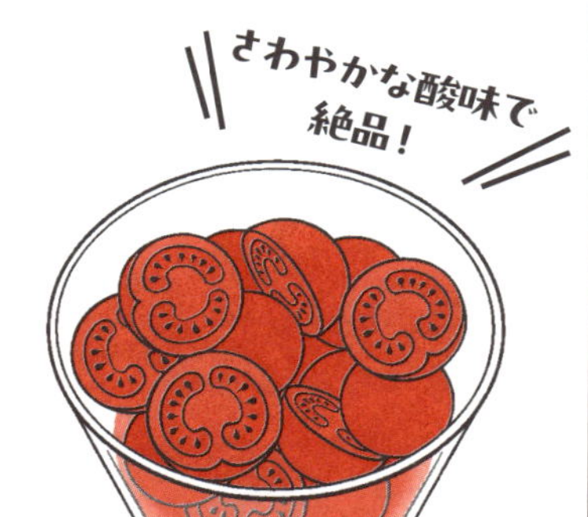

[材料（作りやすい量）]

ミニトマト……………………10個
にんにくチューブ……………お好みで
オリーブオイル………………大さじ1
酢………………………………大さじ1
塩、こしょう…………………各少々

[作り方]

ボウルに横半分に切ったミニトマトを入れ、その他の材料を加えて混ぜる。冷蔵庫に30分おく。

1分で

血流アップ

キムチ豆腐やネバトロ豆腐で腸活し、良質な血液に

血流を良好に保つには、腸内環境のケアも欠かせません。
「発酵食品+食物繊維+大豆食品」の組み合わせで
腸を健やかに整えていきましょう。

発酵食品+食物繊維+
大豆食品は
最良の腸活メニュー

キムチ豆腐

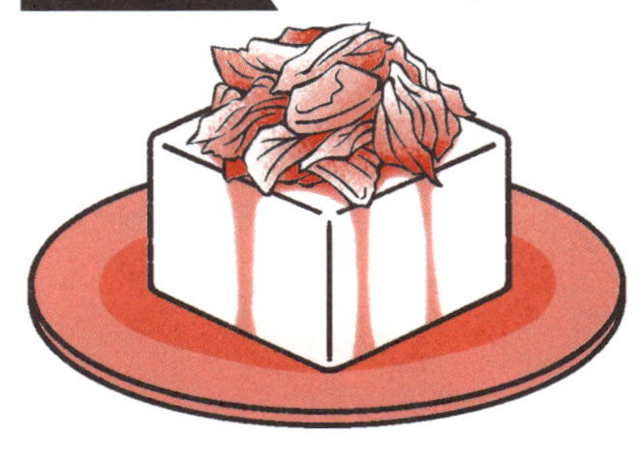

ネバトロ豆腐

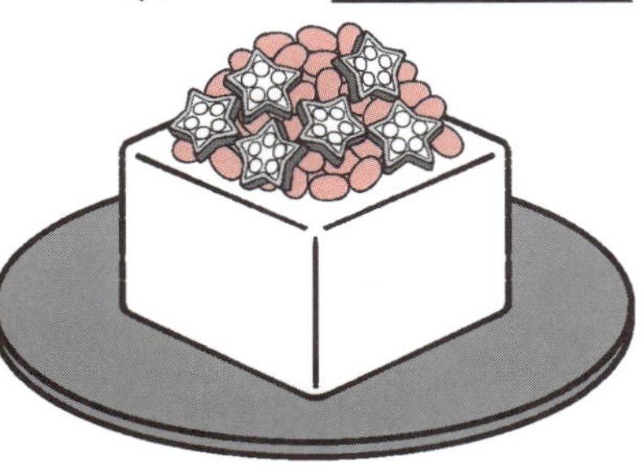

大豆のサポニンも血流を改善

腸内環境を整えることも、良質な血液を巡らせるために重要です。腸内をよい状態に保ちながら、血流アップをかなえるおすすめ料理が、豆腐に発酵食品のキムチをのせた「キムチ豆腐」やオクラと納豆をのせた「ネバトロ豆腐」です。
豆腐がいい理由は、大豆に含まれるサポニンには、血中の LDL コレステロールを低下させて血流を改善し、血管内に血栓を作りにくくする働きがあるから。そこに「食物繊維」と「発酵食品」という腸活食材を加えれば、スッキリ出せる体になれます。

唐辛子の血行促進効果も期待!

唐辛子を使用するキムチには、辛味成分のカプサイシンがたっぷり。カプサイシンを摂取するとアドレナリンが分泌されて、血行が促進。エネルギー代謝が盛んになります。

1分で

血流アップ

しょうがやこしょうなどの薬味やスパイスで全身ぽかぽか

少量とるだけで体が温まる薬味や香辛料。
料理にちょこっと加えるだけで、
血流がよくなって代謝が上がります。

ピリッとした辛味が脂肪燃焼を促進

体温が1℃上がると、基礎代謝量が13%ほど上がるといわれます。つまり、体がぽかぽかになれば代謝量が増えるということ。しょうがやこしょう、唐辛子などの辛味のある薬味や香辛料は体を温める代表的な食材です。これらに含まれる成分は血流を促して代謝を上げ、体を温めるのです。

炒め物にしょうがを入れる、スープの仕上げにこしょうをふる、唐辛子が入ったキムチを食べるなど、代謝を上げる薬味や香辛料を“ちょい足し”してみませんか。

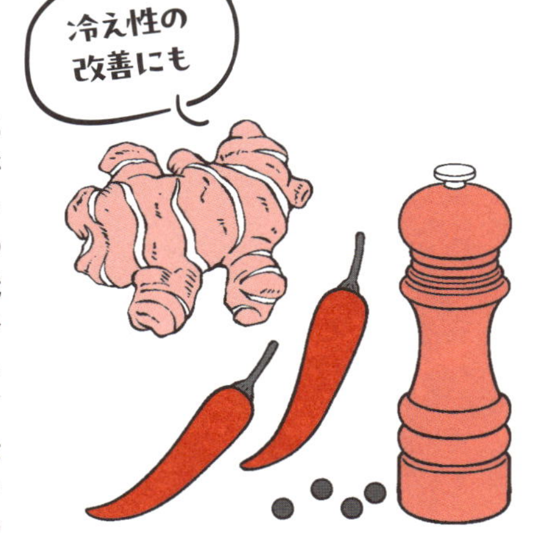

代謝を上げる薬味やスパイスの成分

ショウガオール

しょうがに含まれる辛味成分ジンゲロールが加熱されると、ショウガオールに変化。殺菌効果のほか、血管を拡張して血流をよくし、冷えや代謝の低下を防ぎます。

ピペリン

黒こしょうに含まれる成分。血管を広げて柔軟にする作用があり、血流を促します。体温も上昇させるので代謝量を増やすほか、発汗作用、冷えの改善にもつながります。

カプサイシン

唐辛子に含まれる辛味成分。カプサイシンを摂取すると交感神経が興奮して、アドレナリンの分泌が促され、代謝がアップ。脂肪燃焼効果がグンと高まります。

血流アップ

血行促進＆デトックス効果が高いミントティーを飲む

ハーブティーは血行を促進し、
デトックス効果も期待できる“温活ドリンク”。
香りを楽しむことで、心まで癒やされます。

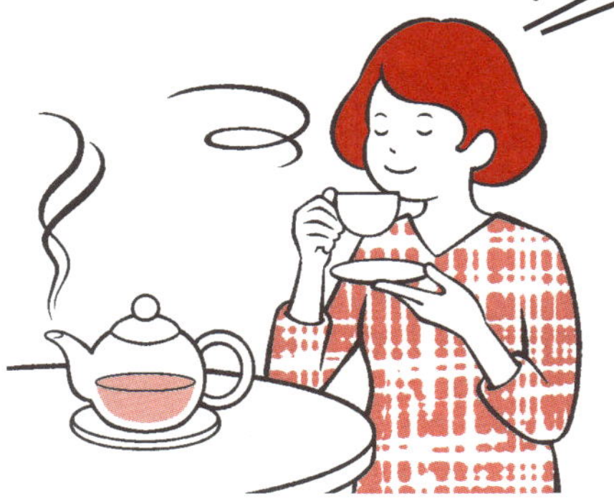

さわやかな香りが血液をスムーズに巡らせる

せかせか忙しいと交感神経が過度に優位になって、血管は収縮。血流が妨げられることがあります。そんなときは、ミントティーでほっとひと息つきませんか。
ミントに含まれるメントールは、血管を拡張して血流を促すほか、体内にたまった毒素や老廃物を排出するデトックス効果も期待できます。すりおろしたしょうがを加えれば発汗作用も高まって、効率よく代謝を上げられます。

血行を促進するハーブティー

ミントティー

清涼感のある香りには気持ちを落ち着かせる効果が期待されています。抗酸化作用や糖の吸収を緩やかにする働きを持ち、血管を健やかに保ちます。

ジンジャーティー

体を温める効果が極めて高く、毛細血管を拡張して血行をよくします。冷えが気になる人におすすめですが、しょうがの刺激は強いので過剰な摂取は控えましょう。

シナモンティー

スパイシーな香りのシナモンは、血液循環を高め、毛細血管の修復作用もあるため、血管の健康維持に役立ちます。血糖値の上昇を抑える効果も期待されています。

カモミールティー

優雅で穏やかなカモミールの香りにはリラックス効果が期待され、安眠のために飲む人も。体を温めて血行を促すだけでなく、胃腸を良好に保つ作用もあります。

お助けテク

ゆる主食、モリモリ野菜、タンパク質プラスで大満足

「やせる食べ方ルール」（P.24 ～参照）を守って食事を続けるには
上手に手を抜きつつ、よきマンネリにするのがコツ。

主食を減らしても満足感はしっかり維持

脂肪肝のおもな原因は“糖質のとりすぎ”といえます。糖質が過剰になることでエネルギーとして使われなかった糖が、中性脂肪になって肝臓の細胞に蓄えられていくのです。だから、**主食の量は決めて食べることをルール化**しています（P.25 参照）。
とはいえ、ゼロにしてはいけません。**ご飯なら茶碗 1/2 杯ほどで“ゆるく食べる”のが長く続けるコツ**です。
今まで食べていた量よりも減る人が大半でしょう。
その代わりに肉や魚、野菜のおかずをしっかり食べることで、もの足りなさを感じないワケをご紹介します。
実は、糖質は三大栄養素のうち消化吸収にかかる時間がもっとも少なく、腹持ちがよくありません。一方で、肉や魚などに含まれるタンパク質や脂質は腹持ちのよい栄養素です。野菜に含まれる食物繊維は消化吸収されずに、他の栄養素の消化吸収も遅らせるため、さらに腹持ちのよさに貢献します。
だから、**主食を減らしても満足感が高い**のです。
昨今は、**低糖質やタンパク質を強化した麺やパン**などの種類も増え、味もおいしく改良されているので、そういったものも試しながら“ゆる主食”を楽しんでください。

これなら
続きそう！

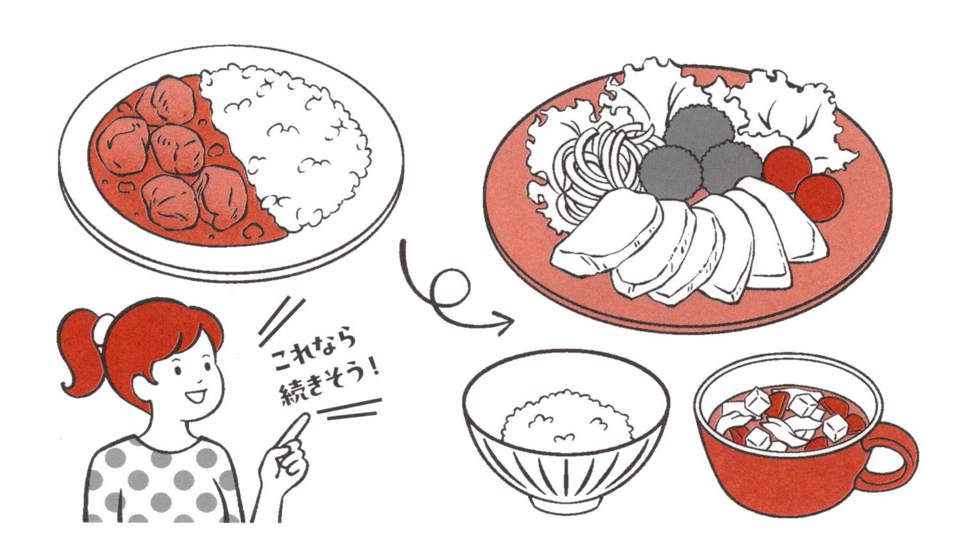

手間は最小限で野菜を増やす工夫

主食を減らすと同時に、そのぶん食物繊維が豊富な野菜を増やしてください。食物繊維の摂取が減ると便秘を起こして、むしろ減量の妨げになりやすいからです。

野菜を洗ったり、切ったり、下ゆでしたりする手間はできるだけ省いてかまいません。**がんばりすぎるのは禁物**。

スーパーやコンビニに行けば、炒め物用やサラダ用といったメニューごとのほか、野菜の種類別など、さまざまな**カット野菜**が販売されています。また、**ほうれん草やブロッコリー、オクラなどの冷凍野菜**も豊富です。必要なぶんだけ使えて食品ロスの心配もありません。冷凍庫にストックしておきましょう。

カット野菜
カット野菜や
冷凍野菜を活用！
冷凍
ほうれん草

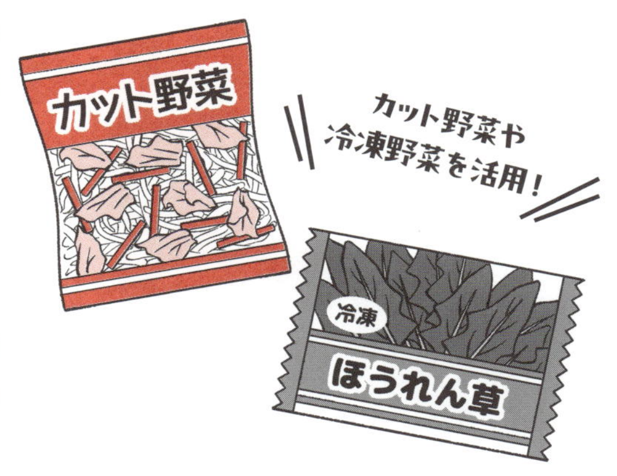

包丁を使わずに食べられる**ミニトマトやレタスも、手間がかからないお助け野菜**です。

コスパ&タイパが抜群の高タンパク食品を常備

肝臓から脂肪を落とすには筋肉量を増やすことがポイントで（P.26参照）、筋肉の材料になるタンパク質の摂取は欠かせません。

残念ながら、タンパク質は体内に蓄えておけないため、こまめにとる必要があります。**1日3回の食事でタンパク質を毎食20～30gとるのが理想**です。

そこで、**開けたらそのまま食べられる“高タンパク食品”を常備する**ことをおすすめします。

下に挙げた**7つの高タンパク食品は、特売日にまとめ買いすればコスパがよく**、熱湯を沸かして3分待たなくてはいけないカップ麺よりもずっと**てっとり早く食べられる、最強のタイパ食品**ですよ。

常備したい高タンパク食品7

タンパク質の神セブン
❶ 納豆
❷ 豆腐
❸ ゆで卵
❹ サラダチキン
❺ ツナ缶
❻ さば缶
❼ チーズ
とうふ
ツナ
Salad Chicken
水煮 さば
6P

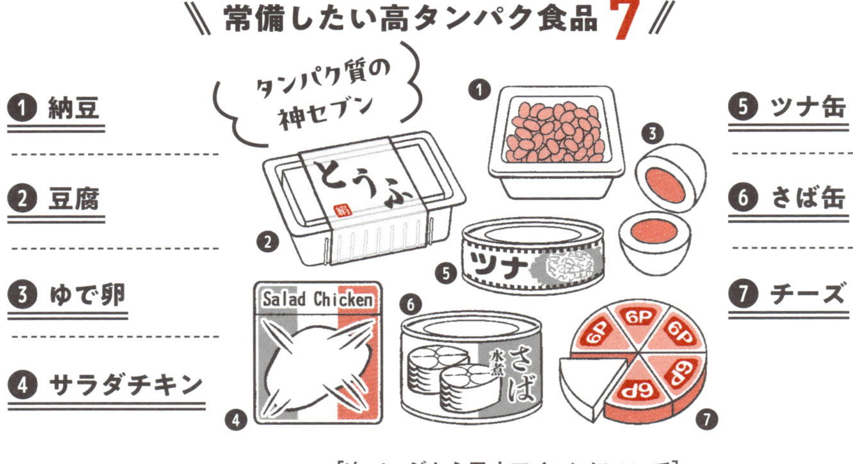

[次ページから示すアイコンについて]

主…主食を減らせる　タ…タンパク質を増やせる
野…野菜を増やせる　他…その他の食べ方の工夫

Dr.尾形

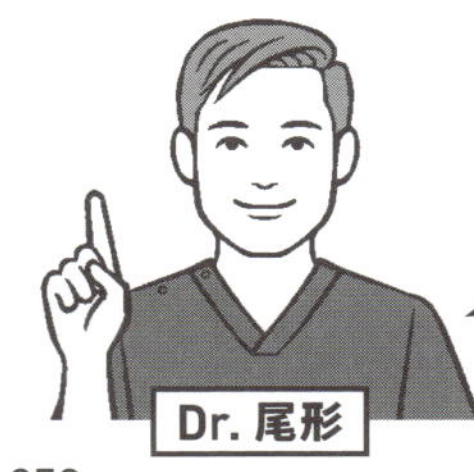

調理を一生懸命がんばらない！
これが継続のコツです

お助けテク　主　夕　野　他

ご飯の量は握りずしで換算 1食握りずし 2~3個分

ご飯の量は1食70gで計量できればベスト。
シャリ3個分弱と覚えておけば
いちいち計量しなくても大丈夫!

握りずし3個

ご飯 25g　ご飯 25g　ご飯 25g

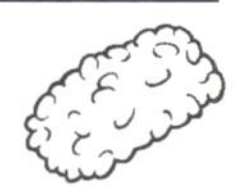
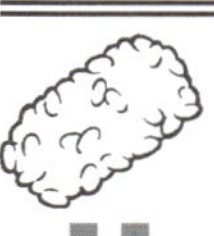
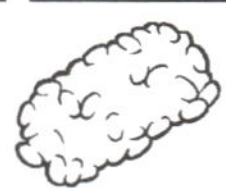

茶碗 1/2 杯　ご飯 75g

握りずし3個分弱が食べていいご飯の量

1食のご飯の量は70g。慣れるまではきちんと計量することをおすすめしますが、握りずし1個分のサイズでご飯の量は25g程度です。握りずし3個分でご飯75gになります。目分量で加減して、70gのご飯の量を換算できれば、外食時でも、食べてよいご飯の量を守れます。

体験者の声

握りずし3個分のご飯に生卵をかけて食べる幸せな朝

Y.N.さん（26歳）

朝食は大好きな卵かけご飯にすることが多いです。私にとって時間がない朝にご飯を計量するのはハードルが高いので、握りずし3個分という目安を守って好きなメニューを楽しんでいます。

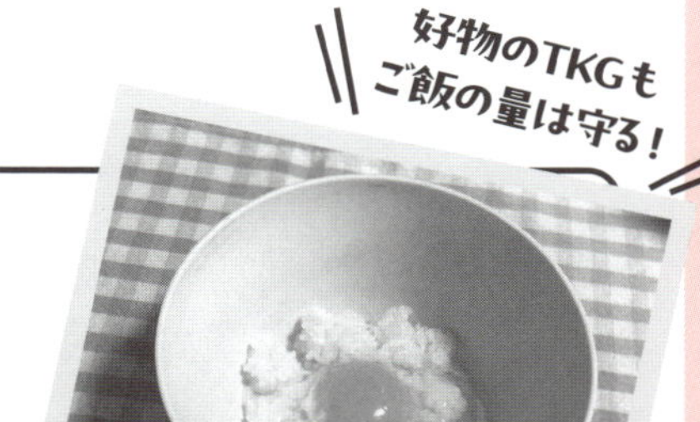

好物のTKGもご飯の量は守る!

お助けテク

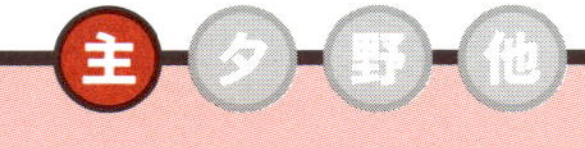

丼ものは具たっぷりで ご飯を見せない

忙しいと手軽な丼や麺などのワンプレートになることも。
そんなときの主食は、もはや“脇役”に。
具をたっぷりのせて見た目も満足度も高めましょう。

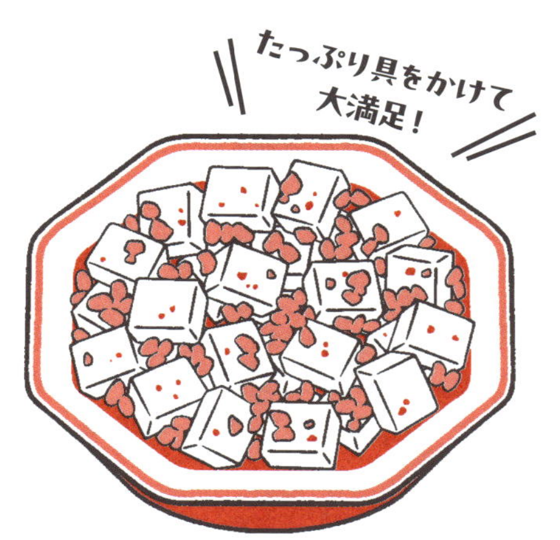

見た目で満足感を高める“映える”盛り付け

丼ものでご飯が少ないと、見た目がさびしい印象になりがちです。そんなときは、ご飯を盛り付けたら、上から具をたっぷりかけて、ご飯を見せないようにするとよいでしょう。具をしっかり食べられるので、満足度もアップ。
浅めの器を選ぶのも１つの手。深い器にほんの少しのご飯ではさびしいですが、浅めの器ならこんもり盛れます。“映える”盛り付けで、食事を楽しみましょう。

体験者の声

そうめんは少しでも具を多くして見た目を華やかに

F.M. さん（44 歳）

１食で食べられるそうめんは乾麺で45ｇ分なので、めんつゆにつけて食べるともの足りなさを感じてしまいます。そこで、麺の上にツナ缶や野菜などの具をたっぷりのせて食べています。

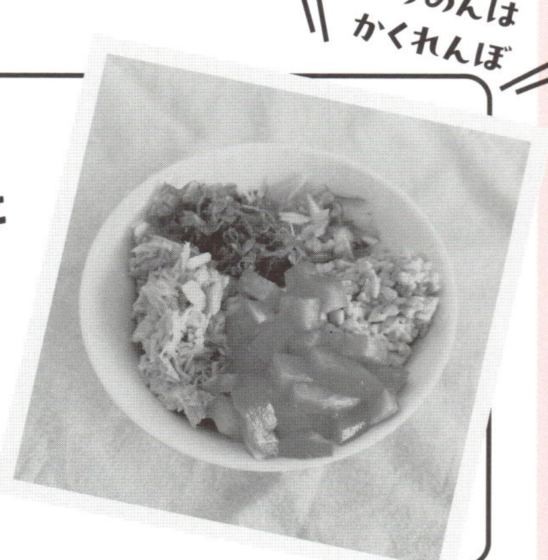

そうめんは
かくれんぼ

お助けテク

主 夕 野 他

主食は朝食につけて、夜は控える

効率よく減量するには
主食は朝をメインに。
食べても OK ですが、
夜は控えめにするのが理想。

主食の量を朝＞夜にすれば減量効果が上がる

夕食のボリュームが多いと、減量効果が低下します。代謝アップのために、主食はできるだけ朝食に食べて、夕食では控えるとやせやすくなります。

体験者の声

朝食のご飯は大切なエネルギー源

Y.N. さん（26 歳）

体を動かす仕事でスタミナが必要なので、朝食はご飯を食べています。その代わり、夕食はキャベツが主食です。

お助けテク

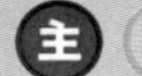

主 夕 野 他

1個30～40gのミニおにぎりを活用

手軽な朝食にも、
ランチのお弁当にも
小腹がすいた間食にも
ミニおにぎりが活躍!

ピンポン玉サイズのおにぎりで小腹を満たす

ご飯はピンポン玉サイズのおにぎりにして食べるのもおすすめです。1 個 30 ～ 40 g 程度になるので、1 食で 2 個まで食べられます。小腹がすいたときは、甘いお菓子よりも、具入りのミニおにぎりのほうが太りにくいです。

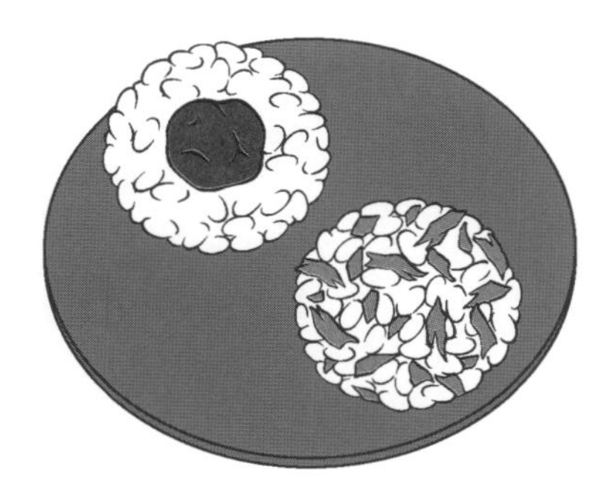

お助けテク

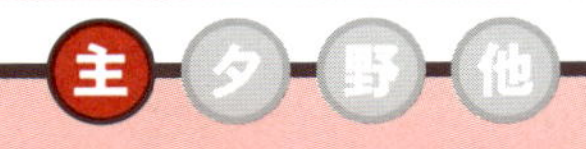

オートミールを“米化”して ご飯と置き換える

オートミールは食物繊維が豊富なヘルシー主食。
水を加えてレンジ加熱すれば、
ご飯のようになって食べやすくなります。

食物繊維が豊富で低糖質なオートミール

オートミールは、オーツ麦を調理しやすいように加工したもの。食物繊維が豊富で、白米の約18倍になります。そこで、主食にオートミールを利用するのもいいでしょう。オートミール30ｇに水を加えてレンジ加熱するとご飯のようになり、茶碗1杯分くらいのボリュームになるものも。糖質量は17.2ｇほどで、白ご飯70ｇと置き換えることができます。ただし味の好みは分かれるので、主食に変化をつけたいときに試してみては。

オートミールを“米化”する方法

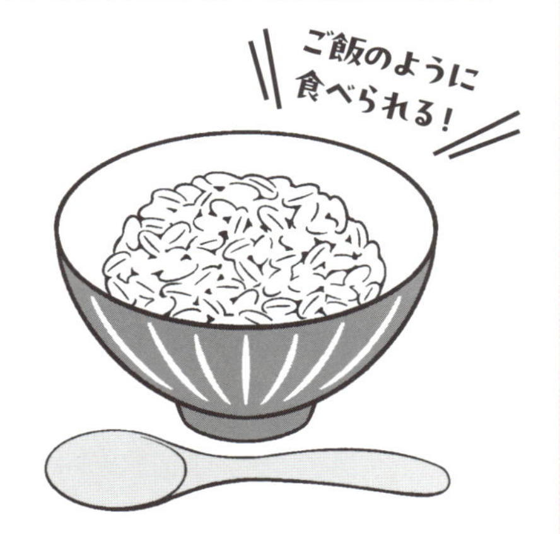

[材料（1人分）]

オートミール……………………………30ｇ
水…………………………………………50mℓ

[作り方]

耐熱容器にオートミールと水を入れて軽く混ぜ、ラップをかけずに電子レンジ（600W）で1分半ほど加熱する。

※商品によって分量や作り方が変わるので、商品のパッケージで食べ方を確認してください。

体験者の声

オートミールを主食にして便通を整えています

H.N. さん（63歳）

朝食をパンからオートミールに替えたら腹持ちがよくなって、食べる量も減らすことができました。便秘もなく毎日スッキリ生活を続けられています。

1分で

お助けテク

主
夕
野
他

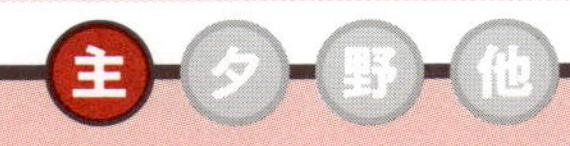

低糖質麺はローテーションして飽きずに楽しむ

罪悪感なく麺料理を楽しめるとして人気の低糖質麺。
原料によって味わいや食感に特徴があるので、
いろいろ試しながらお気に入りを見つけて。

活用できる低糖質麺

- 大豆麺
- えんどう豆麺
- こんにゃく麺
- オートミールそば
- 豆腐そうめん

今日は大豆麺で
タンパク質を
プラス!

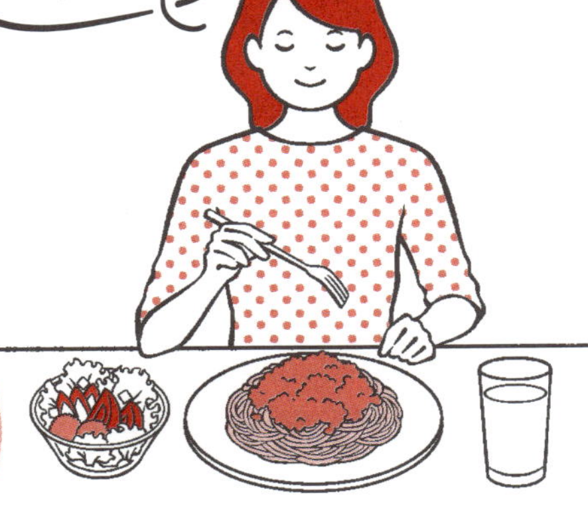

低糖質の麺なら食べても罪悪感なし

「糖質量は控えたいけれど、麺料理を食べたい!」という人に向けて、昨今、さまざまな低糖質の麺が販売されています。糖質量を控えられるこんにゃく麺だけでなく、大豆やえんどう豆などを原料にした麺はタンパク質もプラスできます。原料によって味や食感に特徴があるので、いくつか試しながらお好みのものを見つけられると食事の幅が広がります。

体験者の声

いくつかの低糖質麺を替えながら楽しむ

K.R. さん(31歳)

麺料理は大豆麺やこんにゃく麺などの低糖質麺を使用しています。多少クセがあるので、飽きないようにローテーションしながら楽しんでいます。

お助けテク

栄養満点！朝から代謝が上がるレンチン野菜スープ

やせる朝食の定番は、レンジで作るたっぷり野菜のスープに。朝から代謝が上がって、体の調子も整います。

忙しい朝でも野菜をとれるレンチンスープ

「朝は忙しいから」と食事を抜く人もいますが、朝食をとらないと“太りやすい体”になります。**朝食を抜くと体温が上がらず、代謝が悪くなるため、やせるどころか太りやすく**なります。
また、朝食抜きで昼食を食べると、食後の血糖値が上がりやすいことも問題です。血糖値が急激に上がると、インスリンが過剰に分泌され、余分な糖が中性脂肪として肝臓に蓄えられやすくなります。
そこで、時間がない朝におすすめなのが **“レンチン野菜スープ”** です。もちろん、みそ汁でもかまいません。
余裕があれば鍋で煮込んでもよいですが、電子レンジを使えば３分ほどで完成します。カットする必要がないミニトマトや手でちぎれるレタス、冷凍野菜を具にすれば、包丁もまな板も不要です。
朝食に野菜がたっぷり入ったスープを飲めば、**食物繊維がきちんととれて腸の働きも活発**に。便通も改善します。体も温まるので**代謝が上がってやせやすい体質に変わっていきます**。

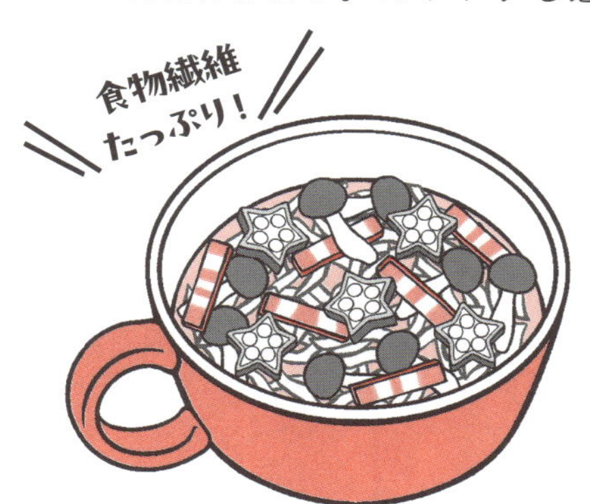

お助けテク

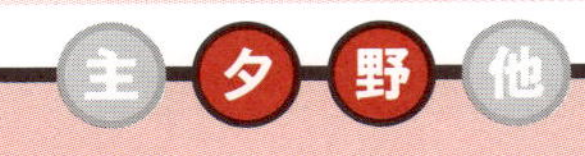

野菜スープに卵を落としてバランス強化

朝食は野菜スープと卵料理があるとバランス良好。
ならば、野菜スープに卵を落として
一緒に食べれば手間なくタンパク質も補えます。

野菜スープに卵を加えて大満足のひと皿に

朝の定番"レンチン野菜スープ"に卵を1つ落とせば、手軽にタンパク質がプラスできて、バランスがよくなります。作り方は、先に電子レンジ（600W）で野菜スープを作ってから、中央にくぼみを作って卵を割り入れ、黄身に小さな穴を開けて1分ほど追加で加熱。主食はパンでもご飯でもかまいませんが、パンならチーズを加え、ご飯なら納豆か豆腐を加えることで、さらにバランスがとれた「朝食セット」が整います。

※レンチン野菜スープのレシピは、『専門医が教える　肝臓から脂肪を落とす7日間実践レシピ』にて多数紹介しています。

卵を落としてレンジ調理するポイント

- スープの中央にくぼみを作って卵を落とす
- 黄身につまようじなどで小さな穴を開ける
- ラップをして電子レンジで加熱する

その日にある野菜でアレンジ！

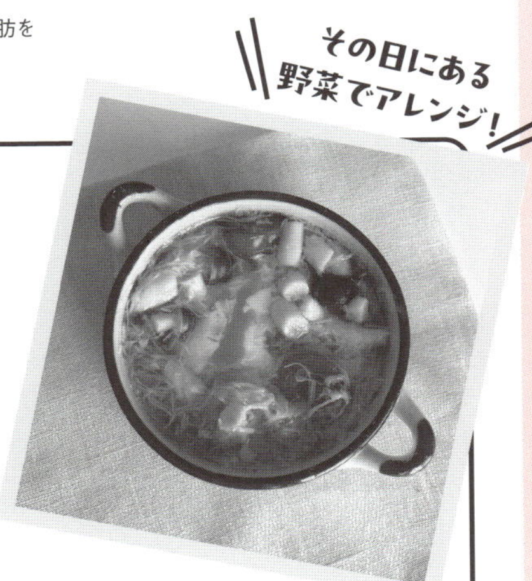

体験者の声

卵料理の手間が省けて余計な油も控えられます

F.M.さん（44歳）

卵料理は目玉焼きかスクランブルエッグが好きですが、どちらも油を使用しなくてはいけません。野菜スープに卵を落とすようにしてから、余計な油を控えられています。

お助けテク

作り置きもできる やみつき味で野菜を増やす

キャベツやにんじんをそのままポリポリ食べてもよいけれど、
味が染みるような簡単調理でもっとたくさん野菜が食べられます。

食べても太りにくく、たくさん食べられる

野菜をおいしく、たくさん食べるには、「無限シリーズ」化するのがおすすめです。無限シリーズとは、少ない材料と簡単な調理でできるにもかかわらず、“無限に食べられるくらいおいしい”ことからこのように呼ばれます。
材料は野菜のほかにツナ缶、ごま油、顆粒だし、塩昆布、塩、こしょうなどが定番で、時間があるときにまとめて作り置きしておけば、忙しくて調理できない日でも手軽に食べられます。
味付けして少しおくことで、野菜の水分が抜けて量をたくさん食べやすくなるうえ、味も染みておいしさもグレードアップ！　そして、“食べても太りにくい”というのが何よりもうれしいポイントです。

無限シリーズ化しやすい野菜

- キャベツ
- ピーマン
- ブロッコリー
- にんじん
- きゅうり
- もやし
- レタス
- きのこ

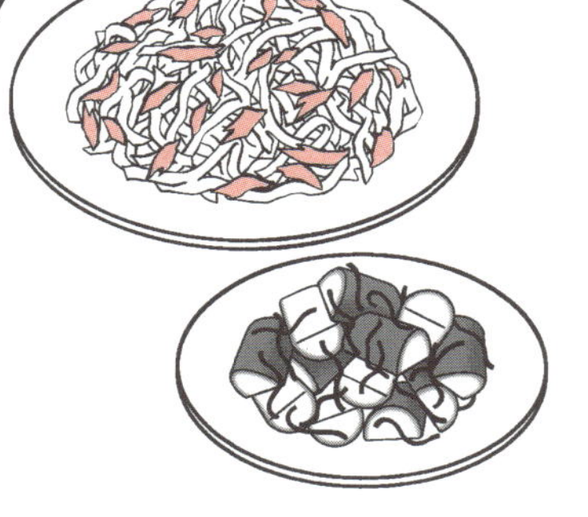

お助けテク

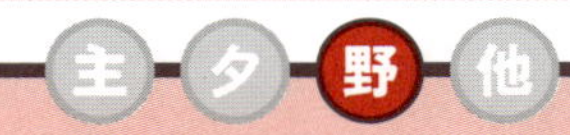

定番の味の組み合わせで野菜を“無限シリーズ”に

野菜の“無限シリーズ”は、
家にある調味料の組み合わせで簡単に作れます。
おいしすぎて、今日も箸が止まりません!

「うま味＋塩気＋油」であっという間に無限化

野菜を無限化する“やみつきの味”を作るには、簡単な公式があります。それが、「うま味＋塩気＋油」です。特に油が加わることで、カロテンなどの脂溶性の栄養素の吸収がよくなるほか、腹持ちもよくなります。キャベツの千切りは耐熱容器に入れて、ツナ缶ととりがらスープの素、マヨネーズを入れて混ぜ、電子レンジ(600W)で約2分加熱すれば、無限化が完成！　食事の最初に食べれば、食後高血糖も抑えられます。

やみつきの味になる組み合わせ

野菜
- ＋ ツナ缶　とりがらスープの素　マヨネーズ
- ＋ 塩昆布　ごま油
- ＋ かつお節　マヨネーズ　ポン酢

体験者の声

絶品の“無限きゅうり”で炭酸水でも最高の晩餐

F.M. さん（44 歳）

ゆで野菜も食べますが、生野菜はシャキシャキの食感がたまりません! きゅうりを適当に刻んで、塩昆布とごま油を混ぜるだけで、絶品の副菜に。炭酸水のおつまみ（?）にしています。

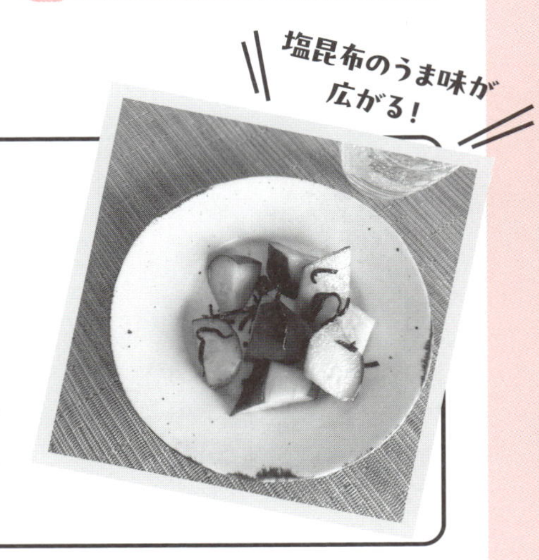

塩昆布のうま味が広がる！

1分で

お助けテク

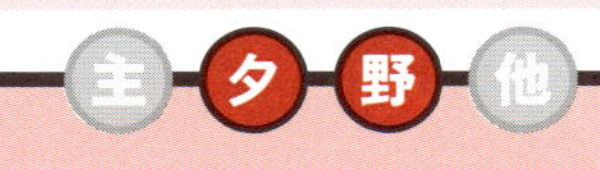

タンパク質がとれる作り置きをカット野菜にのせて即席サラダ

毎食、おかずを作るのはとても大変！
そこで、タンパク質と野菜が一度にとれる「作り置き」がおすすめ。
カット野菜にのせればボリューミーな即席サラダに。

野菜もタンパク質もとれる優秀なおかず

P.61で紹介した野菜の“無限シリーズ”を、さらにパワーアップする方法を紹介しましょう。それが、さば缶やささみなどを加えた“高タンパク質作り置き”です。作り置きがあれば、忙しい日の食事もあっという間に整います。そのまま食べてもいいですし、カット野菜を敷いてその上にのせて食べてもOK。ささみは肉の中でもコスパがいいですし、さば缶も特売の日にまとめ買いすれば、お財布にもやさしいです。

高タンパク質作り置きのメリット

- 野菜もタンパク質もとれる
- 味が染みておいしい
- コスパ&タイパになる

体験者の声

和風、中華風、イタリアンと味変しながら続けられる

M.Y.さん（60歳）

さば缶かささみを入れた作り置きを用意すれば、食事作りに困ることはありません。しょうゆベースなら和風、ごま油を使えば中華風、オリーブオイルとハーブソルトを使えばイタリアンに。

3〜4食分まとめて作る！

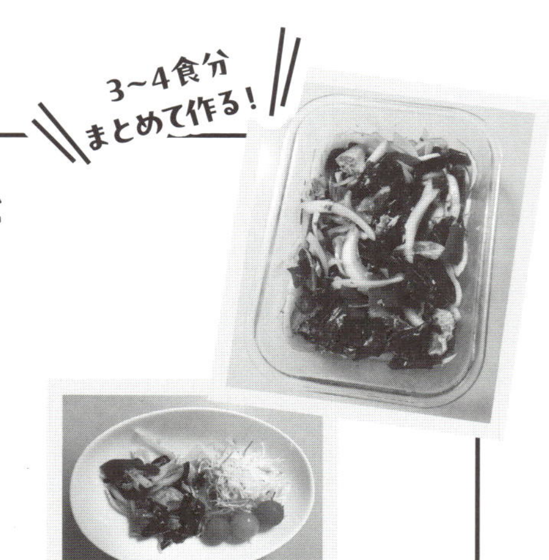

作り置き

さば缶と玉ねぎ、わかめのマヨあえ

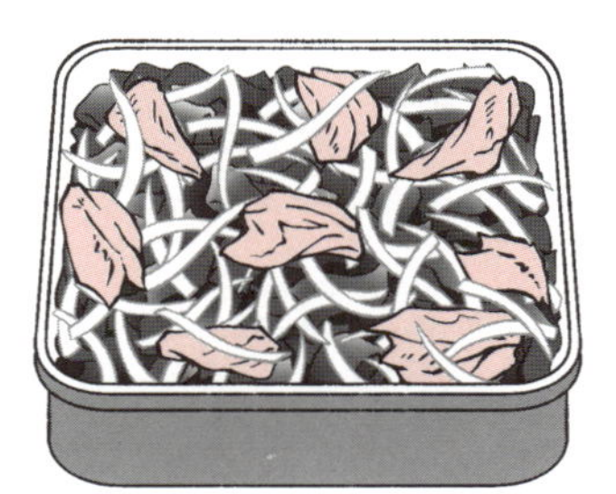

[材料(作りやすい量)]

さば缶(水煮)	1缶(190 g)
玉ねぎ	1個
わかめ(塩蔵)	戻して180 g
マヨネーズ	大さじ2
しょうゆ	大さじ1
酢	大さじ1

[作り方]

1 さば缶は缶汁を切る。玉ねぎは薄切りにする。わかめは水気を絞り、食べやすく切る。

2 ボウルにマヨネーズ、しょうゆ、酢を合わせ、**1**を加え、さばをほぐしながら混ぜ合わせる。

[食べ方]

食べるときに皿にサラダ用のカット野菜を敷き、さば缶と玉ねぎ、わかめのマヨあえをのせる。

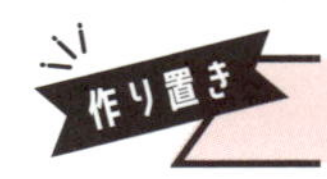

ささみとキャベツの中華あえ

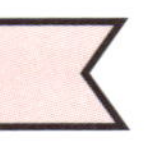

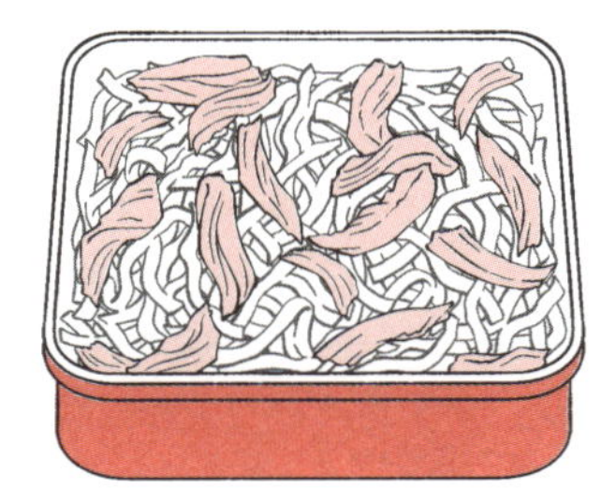

[材料(作りやすい量)]

とりささみ肉	2本
塩、こしょう	各少々
酒	大さじ1
千切りキャベツ	1パック(180 g)
塩	少々
酢	大さじ2
ごま油	大さじ1

[作り方]

1 キャベツは塩をふって、しんなりさせておく。ささみのすじを取り、耐熱容器に入れて塩、こしょうをする。酒をふってラップをかけ、電子レンジ(600W)で1分40秒ほど、中に火が通るまで加熱する。粗熱が取れたら手でさく。

2 ボウルに酢とごま油を合わせ、水分を絞った**1**を加えて混ぜ合わせる。

[食べ方]

食べるときに皿にサラダ用のカット野菜を敷き、ささみとキャベツの中華あえをのせる。

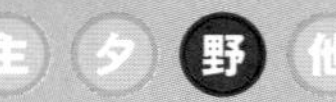

主 タ 野 他

フリーズドライの野菜スープにカット野菜をイン

フリーズドライの野菜スープに
カット野菜を加える食べ方も◎
お手軽ランチでも
野菜不足になりません!

フリーズドライの野菜スープも野菜を加えて大満足

フリーズドライの野菜スープに千切りキャベツなどのカット野菜を入れて熱湯を注げば、野菜がたっぷりとれる即席スープができ上がります。

体験者の声

ランチは即席みそ汁にレタスを加えて

O.R. さん (60歳)

職場でのランチには、フリーズドライのみそ汁を持参していて、そこにレタスなどの野菜を加えて食べています。

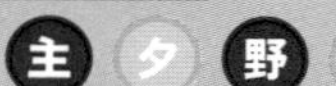

主 タ 野 他

千切りキャベツを主食代わりに

千切りキャベツは
ふわふわ食感で
味のクセも少ないので、
ご飯代わりに活用できます。

丼ものの具の下にキャベツを敷いて主食に

丼ものの具の下にご飯の代わりの千切りキャベツを敷いておけば、野菜を増やして、主食を減らせます。カツ丼をはじめ、牛丼、焼き肉丼、あんかけの中華丼やカレーライスにも◎。

体験者の声

ご飯をキャベツに替えるだけでヘルシー

T.A. さん (55歳)

おかずは基本的に家族と同じものを用意しますが、主食だけは千切りキャベツに替えて食べることがあります。

お助けテク

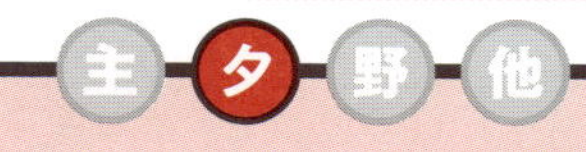

レンジで作る温泉卵でパパッとタンパク質をプラス

温泉卵は作るのが難しそう？　そんなことはありません。
電子レンジを使えば、
短時間で温泉卵を作ることができます。

1分あれば生卵からトロトロの温泉卵ができる

卵は優秀なタンパク源。ゆで卵もおすすめですが、トロトロ食感の温泉卵が好きな人もいるでしょう。温泉卵はスーパーやコンビニで購入することもできますが、電子レンジを活用すれば、生卵から簡単に作ることができます。
ゆで卵を作ると最低でも7〜8分かかりますが、電子レンジで作る温泉卵なら、加熱時間は1分以内。忙しい朝時間でもパパッと作って食べることができます。一度に複数個の温泉卵を作れるキットも市販されているので、そうした調理グッズを活用してもいいでしょう。

体験者の声

温泉卵をまとめて作っておいしくタンパク質を補給

M.Y. さん（60歳）

卵の10個パックを購入したら、半分は温泉卵にして冷蔵庫に保存。そのまま食べたり、サラダに加えたりと活用しています。

Recipe
レンジで温泉卵を作る方法

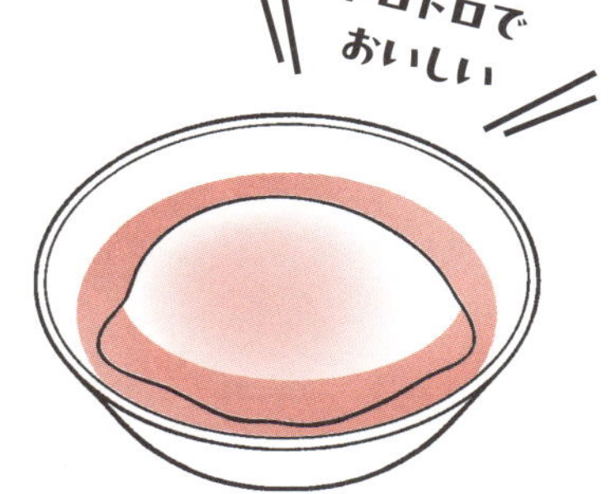

［材料（1人分）］

卵……………………………… 1個
水……………………………… 適量

［作り方］

1 直径7〜8㎝、深さ5㎝ほどの耐熱容器に卵を割り入れ、かぶる程度の水を入れる。

2 卵黄の中央につまようじで穴を1か所開け、ラップをせずに電子レンジ（600W）で45秒ほど加熱する。

※加熱は必ず1個ずつ行い、噴きこぼれの原因になるのでラップはしないでください。

1分で

お助けテク

しらす、納豆、温泉卵の“のっけ飯”でタンパク質をちょい足し

ちょっぴり少なめのご飯をカバーしてくれる“のっけ飯”。
しらす干し、納豆、温泉卵などを
のせるだけで栄養価がグンとアップします。

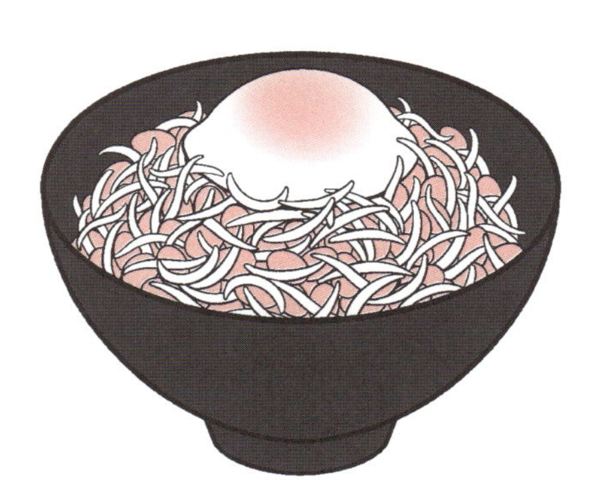

タンパク質もミネラルも補給できるスタミナ飯

1食で食べられるご飯の量は70ｇがルール。茶碗に盛ったときに少しさびしい感じがするのなら、そこにしらす干し、納豆、温泉卵（作り方はP.65参照）をのせましょう。タンパク質がしっかりとれる“のっけ飯”は、朝食にもピッタリ！
しらす干し、納豆、卵からはカルシウムやマグネシウムなど、不足しがちなミネラルを補給することもできます。

しらすでカルシウムも摂取！

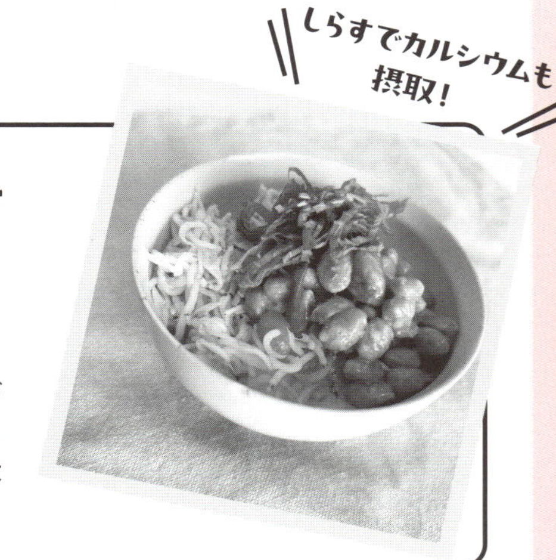

体験者の声

ご飯にしらすと納豆をのせたっぷりと大葉を飾って

F.M.さん（44歳）

朝食には納豆としらす干しをたっぷりかけたご飯が定番です。ご飯の量が少なくても、もの足りなさを感じることはありません。自宅で育てている大葉を刻んでたっぷりとのせ、香りよく！

お助けテク

困ったときに買える コンビニの高タンパク食品

コンビニには、すぐれたタンパク食品が豊富。
サラダチキンなどの食品を選んで
手軽にタンパク質を補給しましょう。

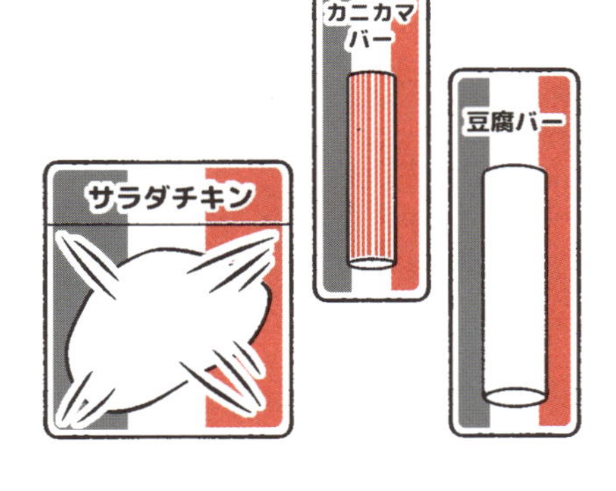

コンビニで買える高タンパク食品

「サラダチキン」「カニカマバー」「豆腐バー」は、コンビニランチ時に便利な高タンパク食品。サラダチキンは1個で20ｇほどのタンパク質がとれて、1食で摂取したいタンパク質量を満たします。カニカマバーや豆腐バーは1個で10ｇ程度なので、焼きとり串やゆで卵などを加えると◎。
プロテインバーはカロリーは抑えられていますが、甘味料を使用していて甘味が強いので避けるほうがいいでしょう。

コンビニのそうざいも活用！

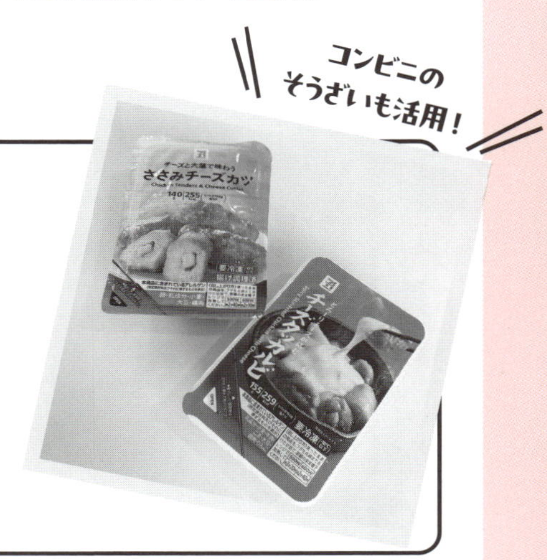

体験者の声

コンビニの冷凍おかずでタンパク質をプラス

S.S. さん（47歳）

仕事が遅くなった日の夕食では、近所のコンビニでチーズタッカルビやささみチーズカツなどの冷凍おかずを購入して帰宅。タンパク質をとれるうえ、レンチンすればすぐ食べられます。

お助けテク

下処理が面倒な魚介は冷凍品を活用

タンパク質を増やすために食べたい「魚介」。
冷凍の魚介を活用すれば、手軽に調理ができます。

冷凍魚介を使えば料理の幅が広がる

タンパク源となる魚介にはDHAやEPAなどの良質の脂質が含まれていて、積極的に食べてほしい食材です。しかし、生魚は鮮度が落ちやすく、内臓やウロコを取るといった下処理は大変手間がかかります。とはいえ、それを理由に魚介を遠ざけるのはもったいない！
ぜひ活用してほしいのが、**冷凍の魚介**です。
定番の冷凍シーフードをはじめ、冷凍さば・サーモン・かれいなどの切り身、干物類、あじフライ・白身フライ・まぐろカツなどの衣付きの魚まで、あらゆる種類のものが販売されています。
食べやすいサイズにカットされていたり、解凍せずにそのまま調理できたりと使いやすく工夫されているので、積極的に活用しましょう。

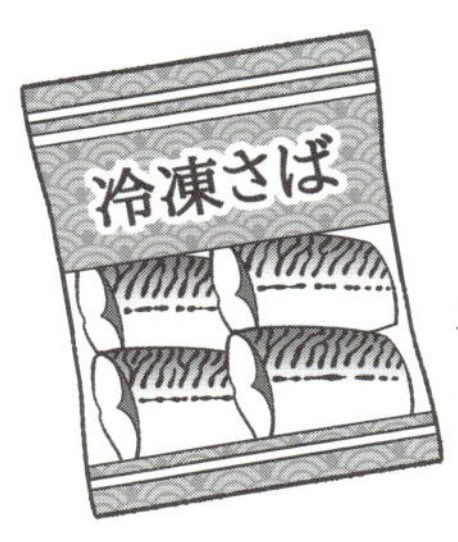

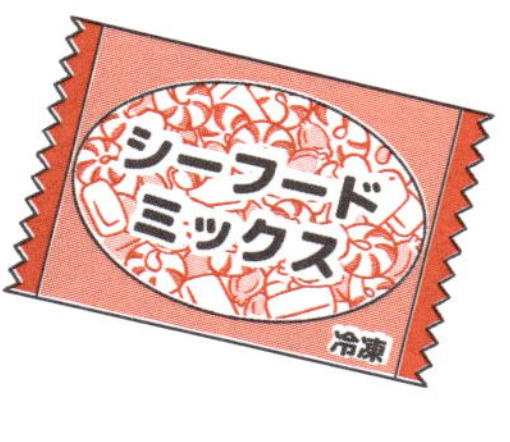

便利な冷凍魚介

- さば
- サーモン
- かれい
- ぶり
- シーフードミックス　など

お助けテク

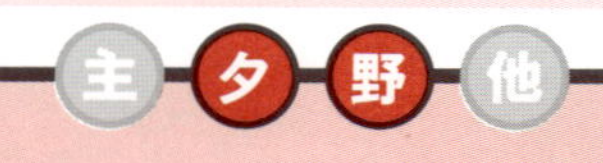

冷凍の魚と冷凍きのこで手間なくホイル焼き

冷凍魚を使って
ふっくらジューシーなホイル焼きを。
たっぷりきのこを加えれば、食物繊維もプラス!

冷凍白身魚のフィレで洗いものなしのホイル焼き

冷凍の魚を使って、魚料理のハードルを一気に下げましょう。白身魚のフィレなら小骨の心配もなく、すでに食べやすいサイズにカットされています。
アルミホイルに半解凍にした白身魚のフィレと冷凍きのこミックスをたっぷりのせ、バターとしょうゆを加えてオーブントースターへ。焼けたらそのまま食べられるので、洗いものも増やしません。
魚はサーモンなどにしてもおいしいですし、トマトを入れたり、ハーブを足したりと、アレンジも自在です。

Recipe 白身魚のホイル焼き

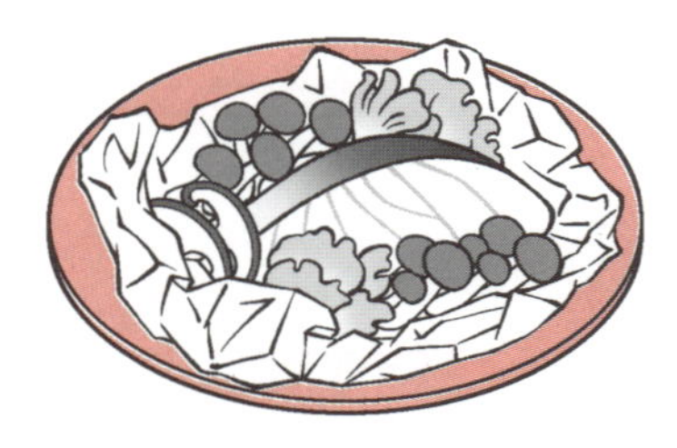

[材料(1人分)]

冷凍白身魚フィレ	1切れ(100g)
冷凍きのこミックス	30g
しょうゆ	少々
バター	10g

[作り方]

1. 白身魚を冷蔵庫に1時間ほどおいて半解凍にしておく。
2. アルミホイルを広げて1ときのこミックスをのせる。しょうゆとバターを加えて、アルミホイルを閉じる。
3. オーブントースター(1000W)で約15分焼く。

体験者の声

魚の冷凍保存で食品ロスを減らす

N.M.さん(45歳)

魚の扱いは面倒なので市販の冷凍魚を活用。生の切り身を購入したときは自分で冷凍。腐らせる心配もなく、使いやすいです。

お助けテク

主 夕 野 他

おかずのみの弁当や宅配ミールでバランスよく

タンパク質や食物繊維がとれるおかずを選べば、市販の弁当や宅配ミールは強力な味方。

おかずセットや宅配ミールを頼ろう

自炊が難しい場合、市販あるいは宅配のお弁当に頼ってもかまいません。主食のないおかずだけのセットなどは、ちょっと手抜きしたいときにも便利。

体験者の声

宅配ミールを利用して栄養不足を解消

N.M. さん（45 歳）

週３回、夕飯用にしっかりおかずがとれる宅配ミールを利用中。タンパク質も 20 g確保できて、大助かりです。

お助けテク

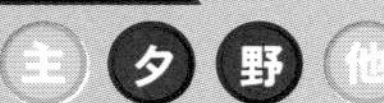

具だくさんの豚汁定食で外食もOK

外食でやせる食事ルールを守るには定食屋がベスト。具だくさんの汁物があれば一気にバランスが整います。

おかず選びはもちろん具だくさん汁も選択のカギ

外食では、おかずを選べる定食屋が安心。日替わりなどでおかずを選べなくても、具だくさんの豚汁などが付く店もあるので、外食ランチが続く人などは近隣のお店情報をぜひチェック！

体験者の声

安心して食べられる「豚汁定食」を定番に

H.N. さん（63 歳）

定期的に出かけるお店では「豚汁定食」を注文するのが定番。野菜や豆腐に落とし卵まで入っています。

お助けテク

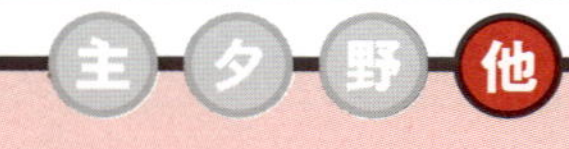

オリーブオイル、塩、酢で自家製ドレッシング

野菜の摂取量を増やすことばかりに目がいきがちですが、市販のドレッシングは「果糖ブドウ糖液糖」入りが大半。混ぜればできる自家製ドレッシングに替えてみては。

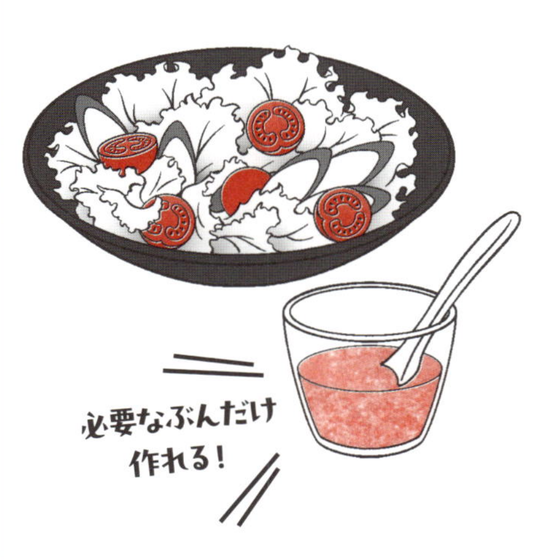

ドレッシングを自作すれば余計な糖質摂取が減る

生野菜にしろ、ゆで野菜にしろ、ドレッシングをかける人が多いでしょう。さまざまな味のドレッシングが販売されていて、お好みの味で食べるのは飽きないコツ。

ただ、市販のドレッシングには「果糖ブドウ糖液糖（P.29参照）」が含まれる商品が多いです。余計な糖質摂取を減らすために、ドレッシングを自作するのも手。オリーブオイルと塩、酢を混ぜ合わせるだけでできるので、コスパもいいですよ。

体験者の声

ハーブ塩を使ってドレッシングを自作しています

Y.S.さん（50歳）

ドレッシングに「果糖ブドウ糖液糖」が入っていることに気づいてからは、できるだけ自作しています。材料は、果糖ブドウ糖液糖が入っていないポン酢とオリーブオイルとハーブ塩です。

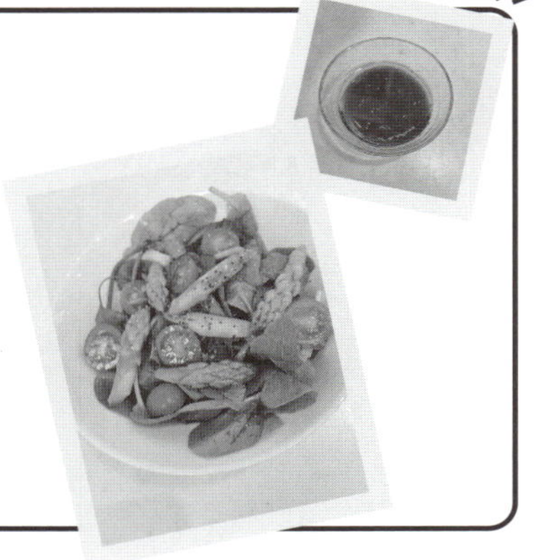

ポン酢を使って和風に！

お助けテク

よく噛むことでやせやすくなる

やせない原因の１つは“早食い”。
しっかり噛むだけでエネルギー消費を増やすことができます。

消化がよくなり、満腹になるスピードも早まる

減量中は「何を食べたらいいか」とか、「何を食べないといいか」ばかりを気にしがちですが、**しっかり噛んで早食いを防ぐことで、やせやすくなる**ことも覚えておいてください。
理由は２つあります。
１つ目は、**よく噛むと食べ物が細かく砕かれるとともに、唾液とよく混ざり消化吸収がスムーズに。**噛む回数が増えるほど、胃や小腸に血液を送る動脈の血流量が増加して消化活動が活発になり、**食後の消費エネルギーが増える**ことが示されています[*08)]。
２つ目は、食事をゆっくり食べている間に満腹中枢が刺激されます。

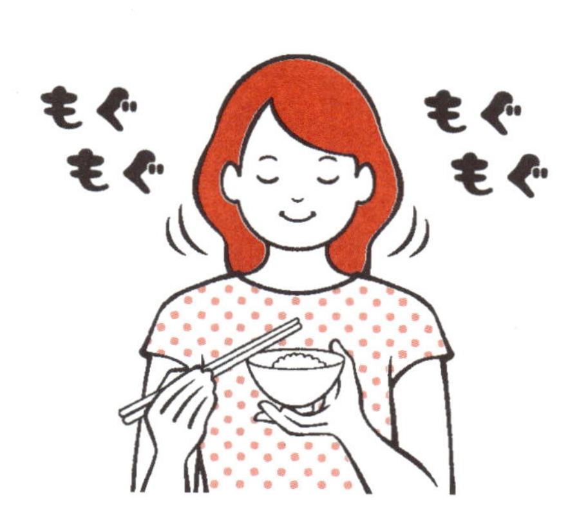

食事途中で**満腹感を得やすくなって、食べすぎを防げます。**
ひと口30回噛むのが理想ですが、そこまでは難しいこともあるでしょう。「30回噛まなきゃいけない」とがんばるよりも、**「よく味わって食べよう」と心がけることで、自然に噛む回数を増やせます。**

1分で

お助けテク

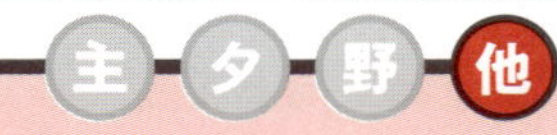

食前に唾液腺マッサージをし唾液の分泌を促す

食事をすると自然に唾液が分泌されますが、
その分泌量は年齢とともに減少していく傾向があります。
食前にアゴの下を押すだけで、唾液の量が増えます。

食前のマッサージで唾液を増やそう

食事中の唾液の分泌量を増やすと、食べ物の消化吸収がよくなって代謝がアップ。つまり、やせやすくなります。
ところが唾液は年齢を重ねるにつれ分泌量が減っていきます。そこで、食前に唾液が出やすくなるアゴの下を指で押すように刺激して、唾液の分泌を促しましょう。唾液が増えると口腔ケアにもつながって、むし歯や歯周病の予防にもなります。

体験者の声

早食い防止と唾液を意識して食事を

S.S. さん（47 歳）

早食いで、家族から「食べ物を飲んでいるんじゃない?」と言われる始末。そこでひと口 30 回嚙むように意識し、“唾液腺マッサージ”も行うようにしています。

唾液腺マッサージのやり方

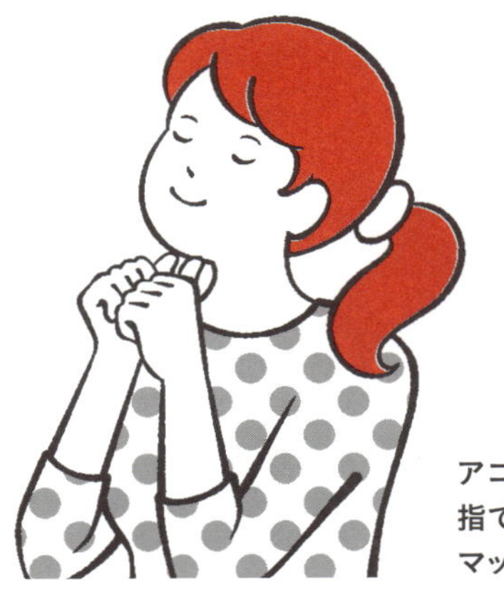

アゴの下を上方向に親指で5〜10回押すようにマッサージする。

甘いものロス

ゼロにしない！上手にとれば長続きする

「甘いものは一切禁止！」とガマンを強いるのは、もうやめましょう。
上手にとりながら、減量を目指す方法があります！

甘いものは半分にすることからスタート

「お酒を飲まないのに、なぜ脂肪肝？」と驚く人もいますが、そういった方に多いのが、菓子パンやスイーツなどの甘いもの（せんべい、ポテトチップスなども含む）を習慣的に食べていること。
こうした甘いものは**ゼロに近づけるのが理想ですが、ゼロにする必要はありません**。なぜなら、好きなものを食べられないことはストレスを増やし、人生の楽しみを奪ってしまうから。ストレスが増えれば"ドカ食い"をして、リバウンドの原因になりかねません。
甘いもの対策は、2段階で取り組みましょう。
まずは、**食べる量を意識して、今の半量にすることから開始**。無意識に甘いものを口にする人も多いため、食べる量を意識することが重要です。そして、量は半分に。
次の段階では、**頻度を半分に**。
毎日甘いものを食べているのなら、2日に1回に減らします。
そして、甘いものがなくてもいい日を増やしていくのが継続のコツ。とにかく、**"ゼロを目指さないこと"が大切**です。

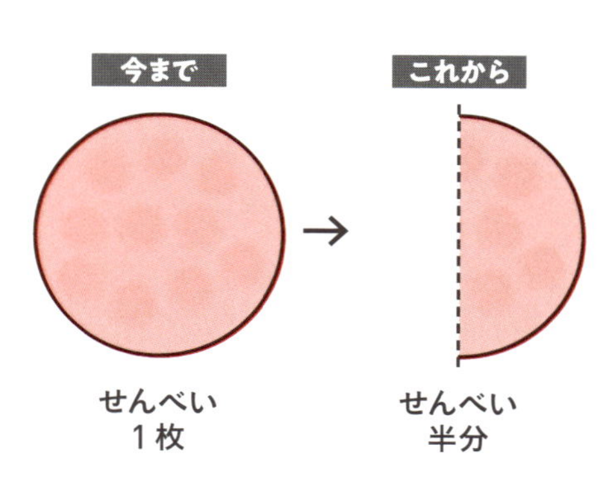

糖質量10g以下で“間食”をとる

間食のポイントは、糖質量を10g以下にすることです。
やせる食べ方ルール1（P.25参照）で示しているように、1日トータルの糖質量は130g以下。1食が最大40gなので、40g×3＝120gは食事からの分になります。
ここで、残った10g分が間食に回せるわけです。チーズやナッツ類は腹持ちがよく糖質量も低い間食になりますが、チョコやクッキーなども量を守れば食べることができます（P.76参照）。

どうしても食べたいものは前後の主食と置き換え

糖質量10gを超える甘いものを食べたいときには、**前後の主食と置き換えることで糖質量の帳尻合わせをする方法もあります**。
例えば、あんまん1個（80g）の糖質量は37.5g程度。1個まるまる食べてしまうと糖質量オーバーになるので、1/2個までにとどめれば、次の主食とトレード可能です。
たまの楽しみとして置き換えるのはOKですが、常食は避けるのが基本。そして、糖質量を把握することを忘れないでくださいね。

甘いものを食べるなら主食とトレード

（例）

糖質量
約18.8g

あんまん
(1/2個：40g)を
食べるときは

↔

ご飯70gを
1食分抜く

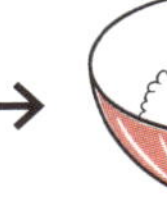

糖質量
約25g

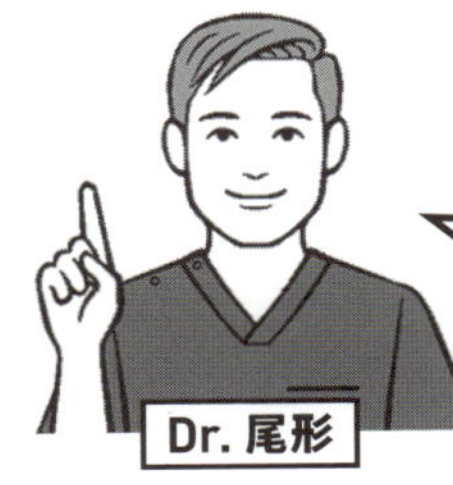

ムリせず続けるために
甘いものも工夫して食べましょう！

甘いものロス

糖質量が10g以下ならチョコもOK

「甘いものは食べられない」
なんてことはありません!
量は少なくても、
食べる楽しみは継続できます。

糖質量10g以下でスイーツを楽しむ

間食は糖質量 10 g以下なら、チョコレートやクッキーなども食べられます。商品についている栄養表示を参考に、食べられそうなものを探しましょう。

糖質10g以下の市販のお菓子

商品名	糖質量
明治「チョコレート効果 カカオ 72%」／1枚(5.0g)	1.6g
ブルボン「カーボバランス ベイクドチーズケーキ」／1個(15g)	2.9g
ネスレ「キットカット」／1枚(11.6g)	6.4g
無印良品「糖質10g以下のお菓子 パスタスナック チーズ味」／1袋(32g)	8.2g
江崎グリコ「SUNAO 発酵バター」／1袋(31g)	9.2g

※編集部調べ

甘いものロス

甘いものは昼食と一緒に食べる

甘いものは食べたいけれど
太りたくはない!
それなら、空腹時を避けて
昼食の最後に食べましょう。

空腹時のおやつより昼食の最後がベター

空腹時の糖質摂取は血糖値を急激に上げて、脂肪を蓄積させやすいもの。同じ甘いものを食べるなら、空腹時のおやつよりも、昼食の最後に食べるほうが太りにくいといえます。

体験者の声

食べる時間を工夫して甘いものを楽しむ

O.R. さん (60 歳)

自分で買うことは控えていますが、いただきものの甘いものは昼食と一緒に食べるようにしています。

甘いものロス

ヨーグルト＋オリゴ糖で腸内環境をメンテナンス

プレーンヨーグルトは甘さを加えずに食べるのがベストですが、
多少甘くしたい人には「オリゴ糖」をおすすめします。
ただ、甘くしすぎないように注意して!

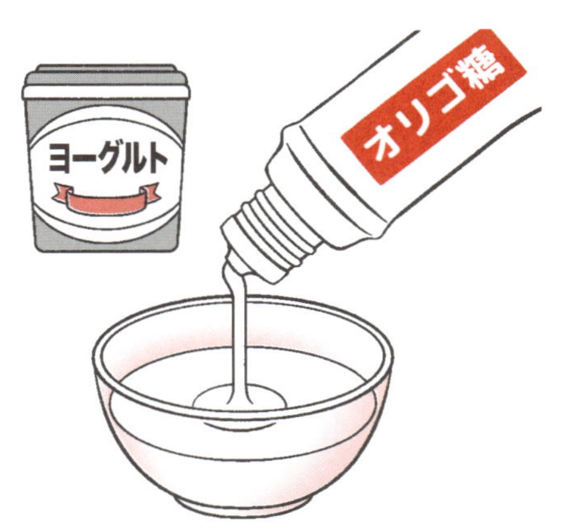

善玉菌のエサになって腸内環境を整える甘味料

ヨーグルトなどに甘さをプラスするときは、「オリゴ糖」を使用すると腸内環境の改善に効果的。オリゴ糖は胃や小腸では消化されにくく（難消化性）、善玉菌のエサになって腸内環境を整える働きがあります。「フラクトオリゴ糖」「大豆オリゴ糖」「ラフィノース」「ガラクトオリゴ糖」などの種類がありますが、お腹が緩くなるなど人によって合う、合わないもあります。少量ずつ試し、食べすぎはよくありません。

Wの整腸効果でお腹スッキリ!

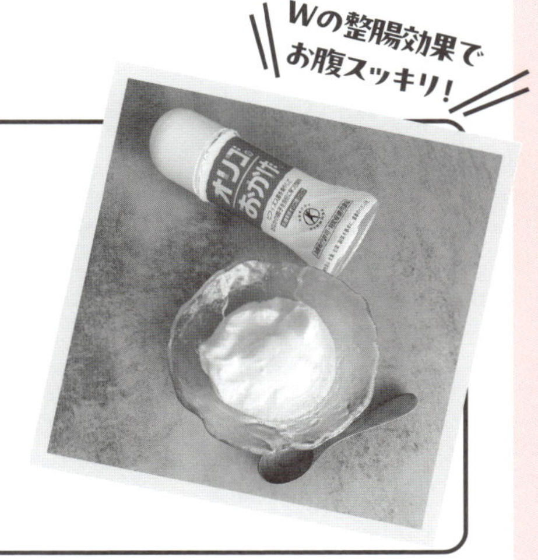

体験者の声

自分に合うオリゴ糖を探すことも楽しい!

S.N.さん（49歳）

腸内環境を整えるため、ヨーグルトにオリゴ糖を加えて食べています。オリゴ糖は原材料により機能が異なるため、自分に適したものを試しながら楽しくダイエットに向き合えています。

1分で

甘いものロス

シナモン、ココアの香りでスイーツ感を堪能

糖質の摂取は控えたいけれど、スイーツ感はほしいなら
飲み物にシナモンやココアパウダーをちょい足し。
満足感が上がるだけでなく、代謝アップ効果も期待できます。

加えるだけで
満足感も
減量効果もアップ

コーヒー
＋
ココア
パウダー

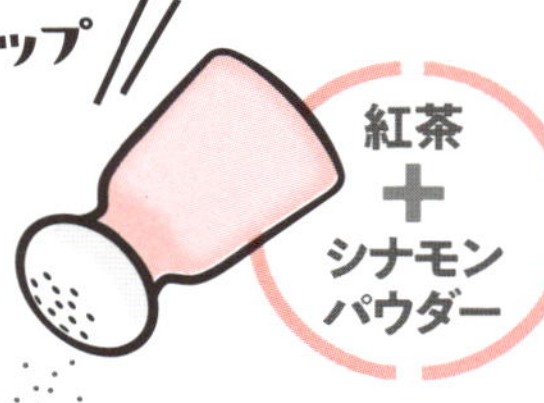

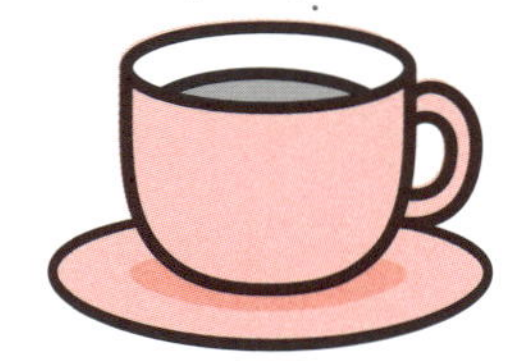

甘い香りを加えるだけで甘いものロスが解決

一息つくときに甘いものがほしいこともあるでしょう。そんなときには、コーヒー、紅茶にシナモンやココア（ピュアココア）を加えてみては。糖質の摂取量は増やさずに、シナモンやココアの甘い芳香でスイーツ感がアップします。さらに、どちらも血流を促して代謝を上げるので、ちょい足しにより減量をサポート！

体験者の声

シナモンをふりかければ満足感がグンとアップ

S.S. さん（47 歳）

ダイエット仲間にシナモンを活用している人がいて、私もマネして始めました。実際に甘味があるわけではありませんが、甘い香りがあるだけで満足感が違います。

甘いものロス

食後の冷凍フルーツでアイス欲を満たす

フルーツは少量であれば食後に食べてもOK！
凍らせておけばアイス感覚になるうえに
早食いを防いで、血糖値の上昇を抑えやすい。

肝臓への負担を減らしてフルーツを楽しむ方法

フルーツは健康によいと思って積極的に食べる人がいますが、肝臓にとって果糖はダメージにもなります。そのため、ムリして食べる必要はありません。特に､スムージーなどの液体にするのはNG！　フルーツ好きな人は凍らせたフルーツを食後に少量食べるといいでしょう。この食べ方でアイスをやめられた人もいますし、凍っていると一度にたくさん食べづらいために自然と“ゆっくり食べ”になります。果糖はゆっくり吸収されれば肝臓へのダメージを減らせるので、メリットの大きい食べ方です。

冷凍に向くフルーツ

- ブルーベリー
- いちご
- パイナップル
- 柿
- ぶどう
- バナナ
- キウイフルーツ

など

体験者の声

食後の冷凍フルーツでアイス習慣をSTOP

F.M.さん（44歳）

私はアイス大好き人間。コンビニで売られている冷凍フルーツを見て、「これだ！」と。ブルーベリーやいちごを食後に食べれば食事終わりのサインになって、自然と食事量も減らせました。

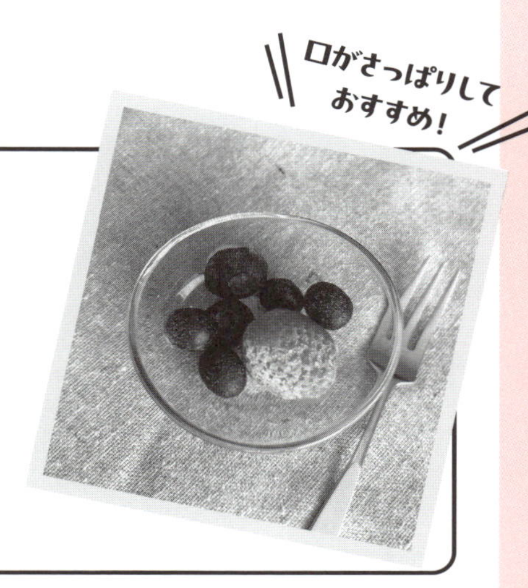

口がさっぱりしておすすめ！

甘いものロス

温かい飲み物と一緒に極上のティータイム

甘いものを堪能するひと時は
至福の時間。
温かい飲み物と一緒に
最高のティータイムを!

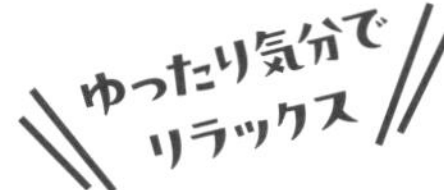

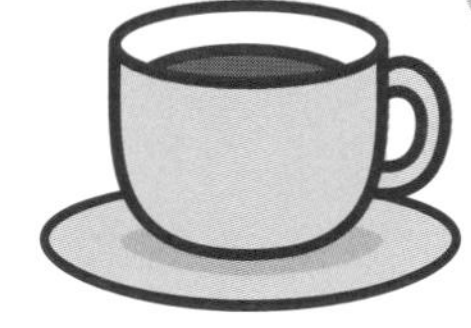

ホットドリンクがあると ゆっくり食べが実現

甘いものを食べるのは特別な時間。甘いものオンリーで食べず、無糖の温かい飲料を用意すると"ティータイム感"が出て気分が上がります。温かい飲料があると甘いものの"ゆっくり食べ"につながり、血糖値上昇が緩やかに。

甘いものロス

百均の干しいもと甘栗が小ぶりで手頃

同じ甘いものなら、
干しいもや甘栗などの
自然の甘味がベター。
小袋入りを活用して!

百均の小さめサイズが ちょうどいい

甘いものでも、干しいもや甘栗のように食物繊維が多い食品を選べば血糖値の急上昇を防ぎやすく、便秘解消にも有効。百均のものはサイズも小さく、たまの楽しみに向いています。

体験者の声

食べすぎを防ぐには 小袋入りが正解

S.S.さん（47歳）

ちょっと甘いものを食べたいときに、百均の干しいもが便利。大袋だと食べすぎるのでちょうどいいです。

甘いものロス

甘いものが欲しくなったら、水を飲む

水は空腹や甘いもの欲を
減らす効果も絶大!
コップ1杯で
気分が変わります。

水を飲んで“甘いもの欲”を撃退

「甘いものが食べたい」と思ったときは、まず水を飲みましょう。体が水分不足だと空腹を感じやすいので、水を飲むと“甘いもの欲”を下げられます。

体験者の声

炭酸水を飲んで甘いものを遠ざける

Y.S.さん（50歳）

疲れると甘いものを食べたくなります。そんなときは、無糖の炭酸水を飲むとお腹が膨らみ、やり過ごせることも。

甘いものロス

寝る前に空腹になっても「あとは寝るだけ」と言い聞かせる

夜に食べすぎれば
太りやすくなります。
ここをしのいで、
翌日の朝食を楽しみましょう。

空腹は脂肪を落とす絶好のチャンス

夕食後に空腹を感じることがあるかもしれません。しかし、空腹時こそ脂肪を減らす時間です。「あとは寝るだけ」と思えば、しのぎやすくなりますよ。

体験者の声

甘いものがほしい夜はとっとと寝ます

K.R.さん（31歳）

寝る前に甘いものを食べたくなることも。でも「あとは寝るだけ」と言い聞かせて、早めに寝てごまかします（笑）。

甘いものロス

停滞期には チートデイを活用

**体重減少がある日突然止まってしまう「停滞期」。
甘いものを含め、好きなように食べる日を作ると抜け出すきっかけに。**

チートデイで基礎代謝の停滞を食い止める

減量生活を始めると、最初のうちは体重が落ちても、必ずどこかで減らなくなるタイミングが来ます。これが**「停滞期」**です。
食事で摂取する糖質量が減ると、体は“省エネモード”になって、消費エネルギーを減らします。基礎代謝量も減って、体重が落ちにくくなるのです。だから、この時期に食事を減らす対策はかえって逆効果！
そこで試してほしいのが、**「チートデイ」**です。
チートデイを日本語にすると、「だます日」や「反則の日」という意味。
チートデイを取り入れて食事制限を解放することで、「体には糖質が十分にある」と脳をだませます。

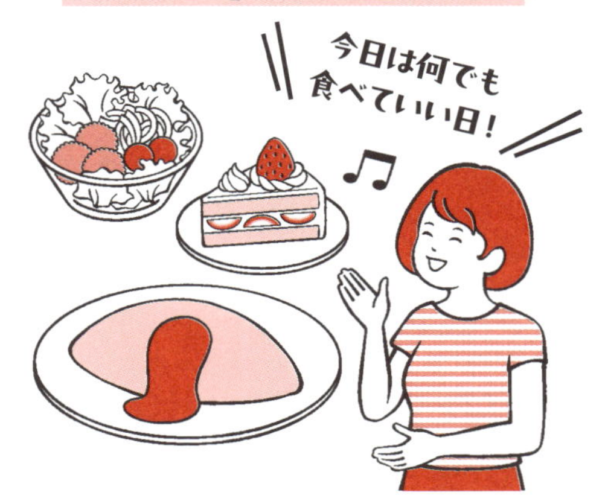

脳をだますと体が基礎代謝量を落とさなくなるので、停滞期から抜け出しやすくなります。
チートデイと決めた日だけは、好きなように食事をしてOK。
週1回や10日に1回などのペースで設けると、効果が出やすいです。外食予定の日をチートデイにしてもいいでしょう。

甘いものロス

チートデイはお腹も心も存分に満たす

チートデイには
思い切りも大切です。
せっかくの機会なので、
お好きなものを召し上がれ!

チートデイにはストレス解消の効果も

これまでガマンしてきたのに、急に食べていいと言われても戸惑いますね。この日はストレス解消も兼ねて、甘いものも食事も心ゆくまで満喫して！

体験者の声

たくさん食べたら停滞期から抜け出せた

Y.N. さん（26 歳）

停滞期でストレスを抱え、それが爆発して一気食いした日があります。その翌日から体重が再び減ったんです！

甘いものロス

食べすぎた日はチートデイと割り切り、後悔しない

食べてしまったと
後悔するのは
ストレスを増やすだけ。
そんな日はチートデイに!

食べすぎたって翌日から戻せば大丈夫！

外食の予定が入ったり、食べすぎてしまったりする日もあるでしょう。そんな日は「チートデイ」と割り切って満喫してしまいましょう。後悔なんてせず、翌日から元の生活に戻すだけです！

体験者の声

おいしく食べて後悔はしない

S.S. さん（47 歳）

友人とカフェに行き、久しぶりにタルトをペロリ。とてもおいしかったし、後悔しないよう「チートデイ」にしました。

女性ホルモン

ぽっこりお腹対策に「ファイトエストロゲン」

女性ホルモン減少による内臓脂肪の増加を防ぐため、
積極的に摂取したいのが「ファイトエストロゲン」です。

エストロゲンが減ると内臓脂肪が増える

女性が40代半ばごろからお腹がぽっこりしてくるのは、女性ホルモンの「エストロゲン」が急激に減少するためです。
エストロゲンは性ホルモンとしての働きだけでなく、"コレステロールを下げる作用"や中性脂肪の消費を促して"内臓脂肪の蓄積を防ぐ作用"を発揮して、女性の健康をサポートしています。
そのため、**更年期に入ってエストロゲンの分泌が減ると、内臓脂肪が増えて、お腹がぽっこりする**のです。
内臓脂肪が蓄積しているかどうかの目安は腹囲で判断できます。女性の場合90㎝以上が、内臓脂肪肥満の指標になります。
さらに、**中性脂肪が増加すれば影響を受けるのが「肝臓」**です。肝臓にも脂肪がたまりやすくなるので、女性の場合、**40歳を過ぎると脂肪肝が急増する**[*09)]のです。
若いころと同じように食べすぎたり、運動不足だったりすれば、更年期以降は内臓脂肪がたまっていくのは自然の摂理。
でも、あきらめることはありません！
本書で紹介している「肝臓から脂肪が落ちる食べ方」は、「内臓脂肪を減らす食べ方」でもあります。エストロゲンのサポートが減るぶん、多少の努力は必要ですが、ちゃんとウエストは復活しますよ。

女性の肥満の割合と女性ホルモンの推移

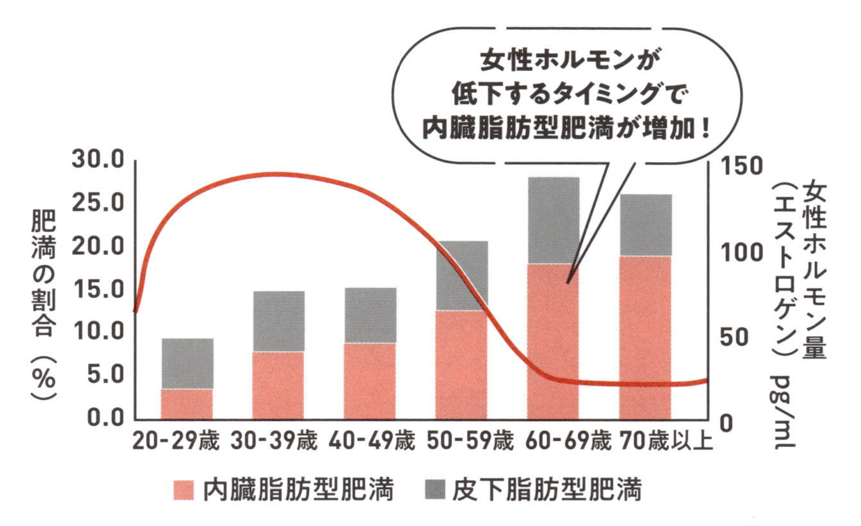

出典：E. 婦人科疾患の診断・治療・管理 9.5）更年期症状 日産婦誌 61（7）:238-42、令和元年国民健康・栄養調査

「ファイトエストロゲン」でお腹まわりの脂肪を撃退

エストロゲンの低下による影響を緩やかにするために、**エストロゲンに似た構造の成分を食事から摂取する**のも手。植物のなかにこうした成分を含むものがあり、**「ファイトエストロゲン」**と呼ばれます。大豆のイソフラボンは代表例。そのほか、ブロッコリーや亜麻仁油（あまにゆ）にもファイトエストロゲンが含まれるので、こうした食品を積極的にとって、内臓脂肪対策をしましょう。

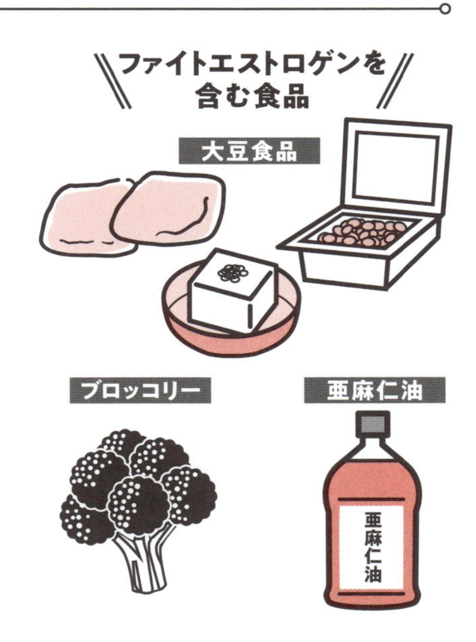

エイジングケアに有効なビタミンEをプラス

エストロゲンには、肌や頭皮のコラーゲンやヒアルロン酸などの生成を促して肌のハリや髪のコシを保つ働きもあります。そのため、エストロゲンが減少すると肌や髪のトラブルも起こりやすくなります。
そこで、エイジングケアのために積極的に摂取するといいのが、**「ビタミンE」**です。
ビタミンEは「若返りのビタミン」とも呼ばれ、肌荒れの予防や改善、アンチエイジングに役立ちます。抗炎症作用や抗酸化作用があり、**脂肪肝による炎症を抑える効果**も認められています[*10)]。
ビタミンEは、アーモンド、落花生、ぎんなん、くるみなどの種実類や大豆、アボカドなどに豊富に含まれます。
ビタミンEは脂溶性の栄養素なので、油と一緒にとると吸収率が上がります。ナッツ類やアボカドはもともと脂質が多いので、ビタミンEを吸収しやすい食材です。
ビタミンEが豊富な食品をとって、肝臓も肌もまとめて若返りを目指しましょう！

＼＼ ビタミンEを含む食品 ／／

- アーモンド
- ぎんなん
- 落花生
- くるみ
- アボカド
- 大豆

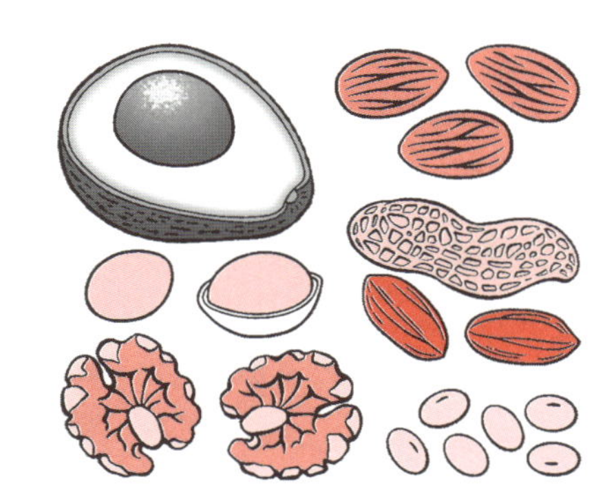

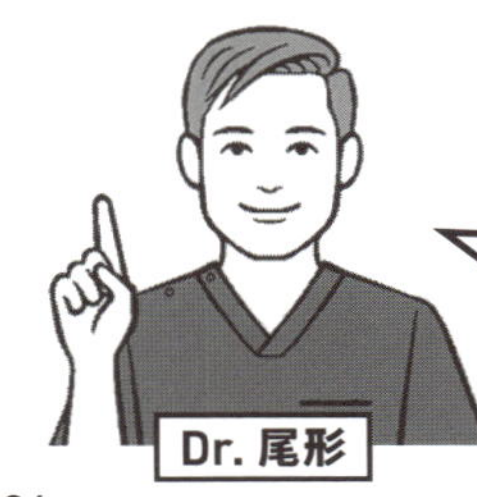

**食生活を整えて
いつまでも若々しく過ごしましょう**

女性ホルモン

1日1食だけ 主食を豆腐100gに置き換える

女性ホルモン対策に大豆食品はとても有効です。
夕食のご飯を豆腐にするだけで
イソフラボンをしっかり摂取できます。

夕食のご飯を豆腐にチェンジ！

ファイトエストロゲンである“イソフラボン”を含む大豆食品を食べる方法として、1日に1食だけ主食を豆腐100gに置き換えるのもいいでしょう。朝食や昼食の糖質は重要なので、夕食がおすすめです。
やり方はご飯70gを豆腐100gに替えるだけ。もめん豆腐でも絹ごし豆腐でもOK。豆腐はクセのない淡泊な味わいなので、おかずと一緒に食べやすく、糖質量の摂取を減らして、タンパク質を増やせます。男性にもメリットが大きい食べ方です。

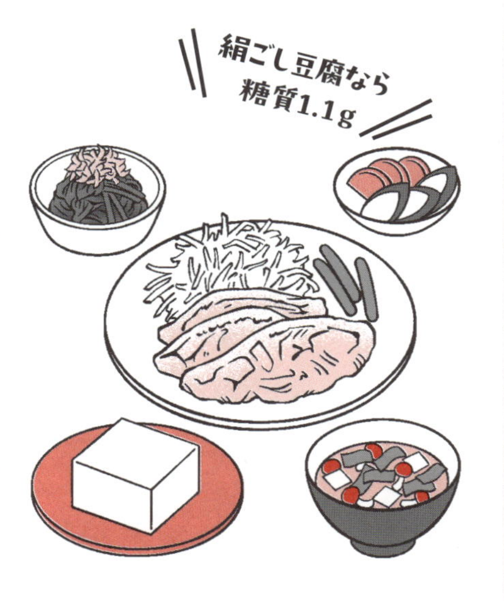

体験者の声

豆腐を主食にしたら胃もたれしなくなった

Y.S. さん（50歳）

糖質を控える対策として始めたのが、夕飯の主食を豆腐に置き換えること。すると、ご飯を食べていたときに感じていた胃もたれがすっかりなくなりました。

卵豆腐とごま豆腐は主食代わりとしては避ける

豆腐は大豆をしぼったときに出る豆乳をにがりなどの凝固剤で固めた大豆の加工食品のこと。豆腐と名前が付いていても、卵豆腐やごま豆腐には大豆は含まれません。主食の置き換えに、これらは避けましょう。

女性ホルモン

肌ツヤを良好に保つ「アボカド納豆」でアンチエイジング

お肌は体のバロメーター。
良好な肌状態をキープするには、
アボカドと納豆を組み合わせて食べれば効果大!

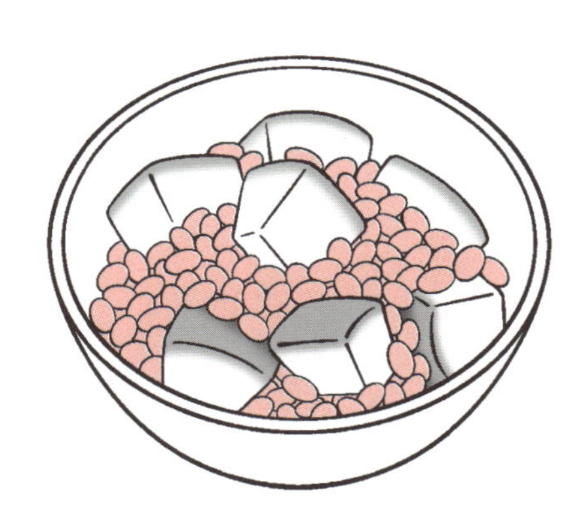

納豆×アボカドでキレイをサポート

手軽に美肌効果を期待できるのが、納豆とアボカドの組み合わせ。納豆にカットしたアボカドを加えて、しょうゆを少し垂らせば完成します。
お肌のハリ、ツヤを保つには、コラーゲンの材料となるタンパク質が欠かせません。納豆には植物性のタンパク質が豊富に含まれるうえ、納豆菌が腸内環境を改善。便秘が解消されると、肌の調子も上向きます。ビタミンEが豊富なアボカドとの相乗効果でキレイをサポートしてくれますよ。

アボカドは"美"の味方

ビタミンEが肌荒れを改善

アボカドに含まれるビタミンEには、肌荒れの改善や細胞の新陳代謝を促進する効果が期待できます。肌に潤いをもたらし、若々しい肌を維持するのに役立ちます。

オレイン酸が便秘を解消

アボカドの脂質の多くは不飽和脂肪酸の「オレイン酸」。腸内の潤滑油として働き、腸の働きをスムーズに。食物繊維も豊富なので、Wのパワーで便秘解消に働きます。

満腹感があり減量をサポート

豊富な脂質に加えて、食物繊維も含まれるため、満腹感を得やすいのが特徴。血糖値の上昇を緩やかにしたり、脂肪を燃焼したり、減量中にうれしい効果がいっぱい。

女性ホルモン

腹持ちのよい ナッツは 間食に最適

食事で不足しがちな
栄養素を補う間食として
ナッツは最適。
腹持ちもよいのでお試しあれ!

手のひらにのる量の ナッツを空腹時のお供に

ナッツ類は糖質量が低く、良質な脂質やビタミンEを含みます。少量でも満足感を得やすいので、減量中の間食にもってこい。高カロリーなので、食べる量は手のひら1杯（25ｇ）を目安に。

25g当たりのビタミンE量

ナッツ・大豆の種類	ビタミンE(mg)
アーモンド(152kcal)	7.2
ひまわりの種(147kcal)	3
カシューナッツ(148kcal)	0.2
落花生(153kcal)	2.5
いり大豆(107kcal)	0.6

出典：文部科学省「日本食品標準成分表（八訂）増補2023年」

女性ホルモン

きざみ油揚げの 冷凍を活用

油揚げにも
イソフラボンが含まれます。
煮ものやみそ汁の具など
便利な使い道がたくさん!

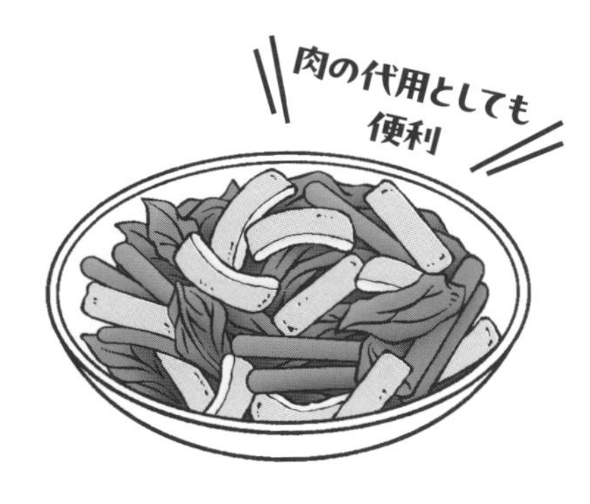

冷凍のきざみ油揚げで 手軽に

油揚げも大豆食品として、上手に活用しましょう。良質なタンパク源なので肉の代わりにも使えてうま味も出ます。冷凍のきざみ油揚げを常備しておくとみそ汁へのちょい足しにも便利。

「スマート外来」の管理栄養士が

国保浅間総合病院「スマート外来」で栄養指導を行う管理栄養士が、

減量中の患者さんに多い悩みごとは？

「間食がやめられない」「甘いものを食べてしまった」という悩みは多いです。間食は、糖質量を把握することが大切。意識せずに口にして忘れてしまうこともあります。そのため、間食をしたら写真に残すようにお伝えしています。

管理栄養士からのアドバイス

食べたものは、間食を含めて写真に残しましょう

主食はパンよりご飯のほうがいい？

食物繊維が多いご飯のほうが腹持ちがよく、白米よりも玄米のほうがビタミンBや食物繊維などの栄養は豊富。ただ、盛り付け量は1食70gで同じに。とはいえ、主食は限定せず、糖質オフ食品も含めて、選んで食べていいんですよ。

管理栄養士からのアドバイス

糖質オフ麺、ロカボパンなども含めて選択肢を広げて

骨粗しょう症予防でも牛乳は避けるべき？

骨を強化するために、カルシウムは重要な栄養素。確かに牛乳に豊富に含まれますが、牛乳には「乳糖」という糖質が多いです。コップ1杯の牛乳に、握りずし1個分（糖質量約9g）とほぼ同量含まれます。そのため、減量中は避けるのがベスト。代わりに、カルシウムが豊富な豆腐や納豆などの大豆食品、小魚、小松菜、チーズ（塩分量に制限がない場合）を摂取しましょう。また、カルシウムの吸収をサポートするビタミンDも摂取するのが理想です。きのこやしらす干しなどの食品に豊富に含まれています。

カルシウムが豊富な食品

- 豆腐や納豆などの大豆食品
- 小魚
- 小松菜
- チーズ

ビタミンDが豊富な食品

- きのこ
- きくらげ
- しらす干し
- さんまや鮭、ぶりなどの魚類

管理栄養士からのアドバイス

大豆食品でカルシウムをきのこでビタミンDをしっかり補給

教える**食事**のコツ

よくある質問や悩みにお答えします。

教えてくれたのは
佐久市立国保浅間総合病院
医療技術部栄養科
山上智恵子さん

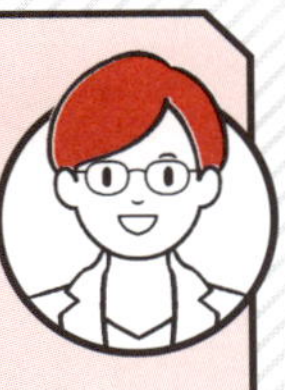

「スマート外来」での入院食の特徴を教えて!

早食いは太りやすいので、咀嚼回数を増やせるメニューを考案しています。野菜を大きめに切ったり、こんにゃくなどの歯ごたえのある食材を選んだりと工夫しています。主食は、嚙みごたえがあり、食物繊維が豊富なもち麦ご飯を 70 g 付けています。おかずは4品あるので、満足していただけますよ。

肉料理も
充実!
野菜も
たっぷりと!

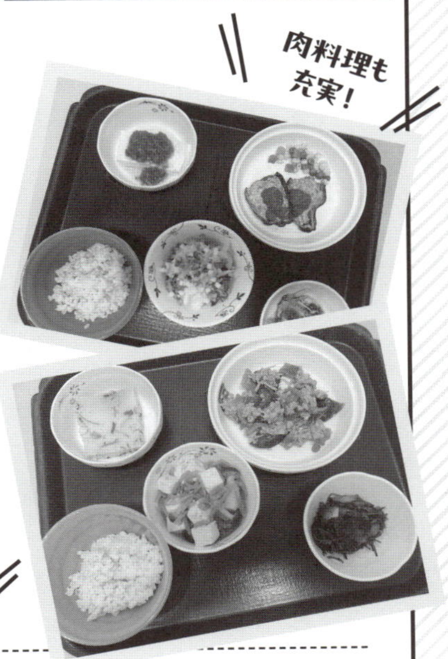

管理栄養士からのアドバイス

病院では咀嚼を増やすおかず4品ともち麦を主食に

減量に成功しやすいのはどんな人?

「家族のためにやせて健康になりたい」「やせて素敵な服を着こなしたい」など、やせる目標が明確だとモチベーションを保ちやすいよう。私たちも食事のよい点をほめますが、ご自身でもがんばったことは認めてくださいね。「やせた!」とうれしそうな患者さんの笑顔を見ると、こちらも誇らしくなります。

管理栄養士からのアドバイス

やせる目標が明確だとモチベーションを保ちやすい

せっかく食べるものだから、
しっかり選んで
おいしく食べましょう

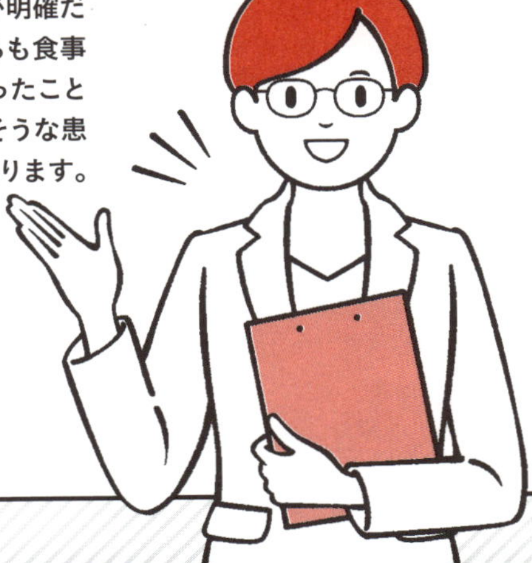

Column

肝臓をいたわる
キャロットラペ

私が住む長野県でとれる野菜は、みずみずしくておいしい！　レタスやキャベツなどの高原野菜はもちろんのこと、地産のにんじんは味が濃く、栄養がしっかり詰まっている感じがします。
にんじんは生でも加熱しても食べますが、**No.1 にんじん料理は「キャロットラペ」**。にんじん２本分をまとめてスライサーで千切りにして作っています。
おいしくてあっという間になくなることもざらですが、１日おけば味が染みてさらにおいしいですし、お弁当用の副菜としても便利です。
カロテンやビタミン E、食物繊維などの栄養をとれるにんじんは、肝臓の健康を守るためにも積極的に食べたい野菜としておすすめです。よければ、みなさんもレシピを参考に作ってみてください。レモンの代わりに、ワインビネガーでも OK です。

Recipe
尾形家のキャロットラペ

ほどよい酸味がおいしい！

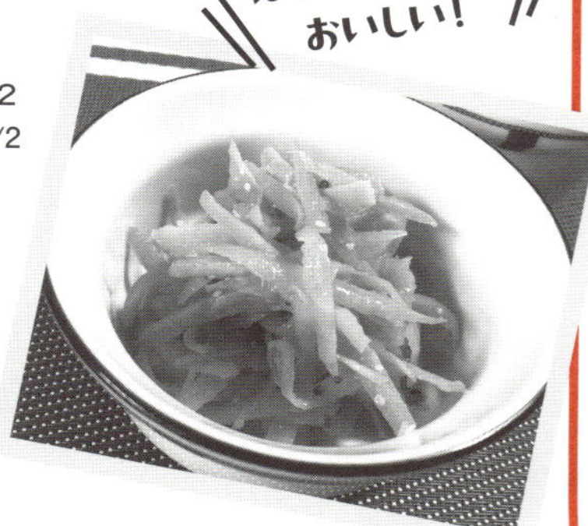

［材料（作りやすい量）］

にんじん……………　２本
塩…………………小さじ１
レモン汁………　1/ ２個分
オリーブオイル……大さじ２
粒マスタード …小さじ 1/2

［作り方］

1 にんじんをスライサーで千切りにする。ボウルに入れ、塩を加えて混ぜ、15 分おく。

2 水気を切り、残りの材料を入れてよく混ぜる。15 分おく。

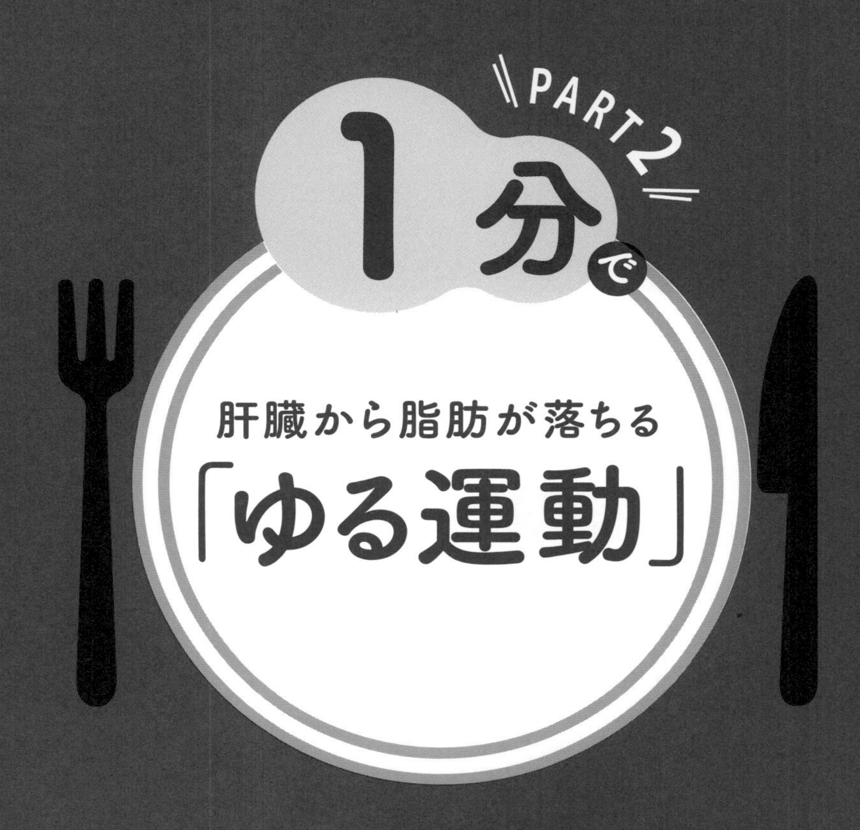

「やせる食べ方ルール」を守れば、体重を落とすことができます。
そこに運動を加えることで筋肉量が増し、
血流も改善して代謝がグンとアップ。
もっと“やせやすい体”に変化していきます。
ぜひ、1分でできる「ゆる運動」を日常生活に加えていきましょう。

ゆる運動

ゆるく体を動かすだけで しっかり やせ体質になる

運動はあらゆる面で減量効果を底上げします。
まずは " ゆるく体を動かす " 習慣をつけることからスタート！

筋肉が落ちると肝臓に脂肪が増える

体にとって重要なエネルギー源であるブドウ糖は、肝臓と筋肉（＝骨格筋)、血中に存在しています。そのうち、肝臓と筋肉ではブドウ糖を「グリコーゲン」という形で貯蔵しています。
しかし、**筋肉量が少ないとブドウ糖の貯蔵場所が不足し、肝臓で対処**せざるを得ません。しかし、肝臓でもグリコーゲンとして貯蔵できる量には限度があるため､グリコーゲンの６倍もの量を貯蔵できる｢中性脂肪」という形に変え、肝細胞に押し込むことになるのです。
つまり、**肝臓の脂肪を落とすには、過剰な糖質摂取を減らしつつ、運動でブドウ糖を貯蔵できる筋肉量を増やすことが大切**なのです。

筋肉に貯蔵できない糖が肝臓へ

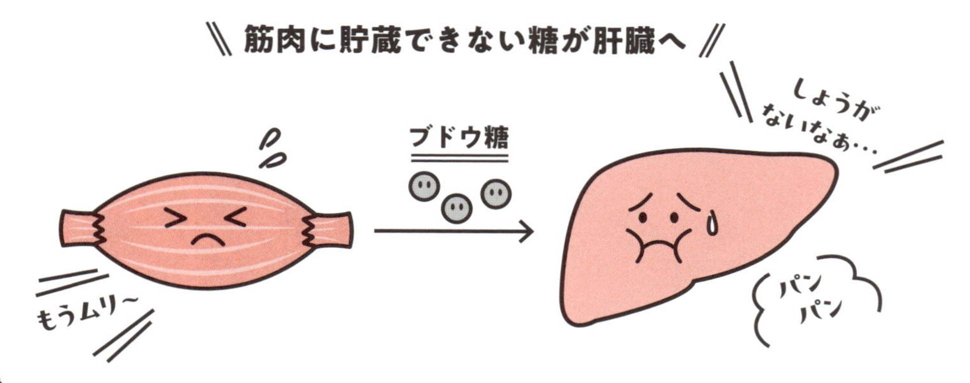

ここで、筋肉が血中の糖を取り込むルートを解説しましょう。
1つ目は食事で上昇する血糖値を下げるためにインスリンが分泌されると、**インスリンが筋肉に作用して、血中の糖をグリコーゲンに変えて貯蔵**するルート。もう1つは、**運動によって筋肉が収縮することで、血中の糖が直接取り込まれるルート**です。
つまり、運動をすれば、インスリンがなくても血中の糖を減らせます。

運動のメリット 1 筋肉量が増える

スクワットなどの筋トレをすると、効率よく筋肉量を増やせます。筋肉は、筋線維という細い筋細胞が何千本も束になってできています。運動で筋線維に負荷を与えると、筋線維が肥大して体積が増加します。ちなみによくいう“筋肉量を増やす”とは、筋線維の数を増やすわけではなく、体積を増大することになります。

おすすめの運動 ≫ P.101　つかまりスロースクワット、 P.102　フラミンゴポーズ、
P.102　プランク、 P.103　ひざつき腕立て伏せ

運動のメリット 2 血流がよくなる

ウォーキングやジョギング、サイクリング、水泳のように**心拍数を適度に上げる有酸素運動は、全身の血液循環を促進**。血流がよくなると、酸素と栄養素が体のすみずみまで運ばれ、老廃物の排出も促されます。
また、座りっぱなしが続くと血流が悪くなるので、**こまめに下半身を動かすのも血流アップのポイント**。

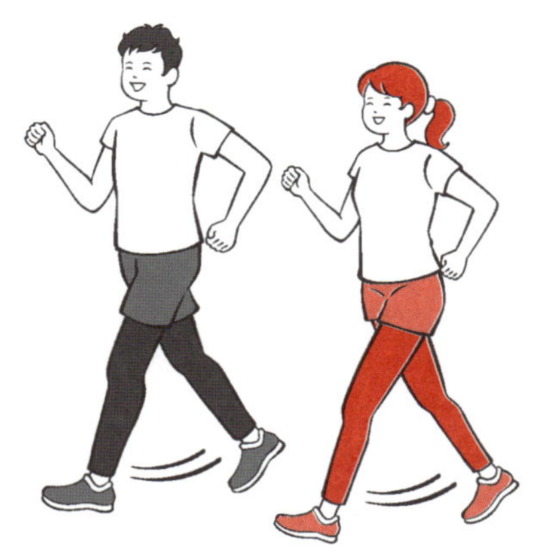

おすすめの運動 ≫ P.97　縦伸び1分早歩き、 P.98　ひざ裏伸ばし、
P.100　つま先の上げ下げ

運動のメリット 3 血糖値が下がりやすい

運動によって血糖値が下がる（P.95 参照）理由は２つあります。
１つは有酸素運動によって筋肉への血流が増えると、ブドウ糖が筋細胞に取り込まれるため、**インスリンがなくても血糖値が低下**します。
もう１つは、筋トレによって筋肉量が増えると、**インスリンが効きやすくなるため、血糖値が速やかに下がる**のです。
だから、**食後30分以内に運動をすることで、血糖値の急上昇を避けやすくなる**のです。

運動のメリット 4 免疫力がアップする

運動をすると心拍数が上がり、血液循環が促進されます。すると**免疫細胞が効率的に全身を巡って、病原体を早期に発見して排除。感染症などの病気にかかりにくくなる**のです。
ただし過度な運動はかえって免疫力を低下させることがあります。やりすぎには注意しましょう。

運動のメリット 5 脳の疲れを取り、ストレスも解消

疲れたら休むのが一般的ですが、適度な運動は脳の疲れを回復します。なぜなら、**血流がよくなると脳への酸素や栄養素の供給が増え、脳細胞の修復や新陳代謝が促される**ため。
ほかにも、運動中にはエンドルフィンという幸福を感じる脳内物質が分泌されて**ストレスを減らし、気分をよくする効果**も期待できます。

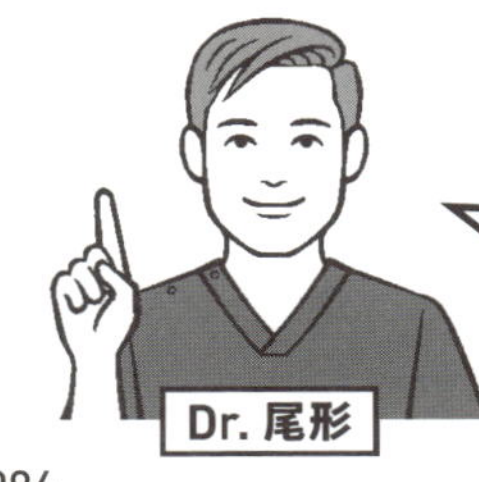

**ゆるくたっていい！
少しでも運動する習慣をつけて**

ゆる運動

出かけるついでに 縦伸び1分早歩き

買い物をしたり、散歩をしたりと
外出のタイミングがあるのなら早歩きのチャンスです。
時間を“1分”と決めて、スタスタ歩きを開始!

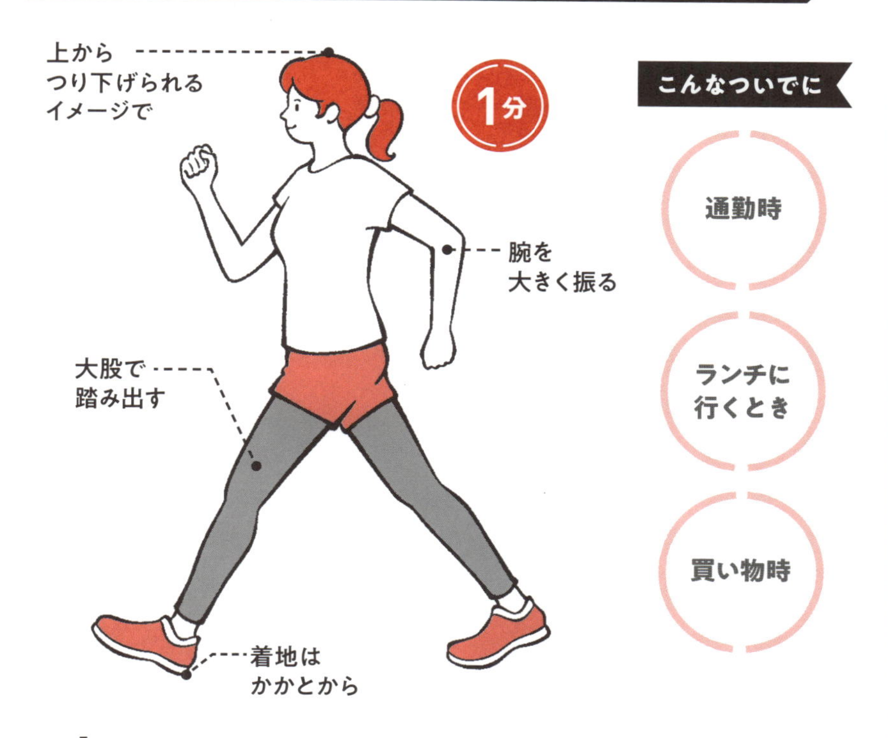

1分間早歩きをすると、代謝も上がる

通勤や買い物のついでに取り入れてほしいのが「縦伸び1分早歩き」。歩いている間ずっと早歩きをする必要はありません。1分間だけ、体が縦に伸びていることを意識しながら大股でいつもより少し速く歩きましょう。1分間の実践でも、心拍数が上がることを感じるでしょう。朝のうちに行えば、代謝が上がった状態が1日を通して続くのでより効果的！

ゆる運動

座りながらできる ひざ裏伸ばし

下半身の血流を促進できるストレッチ。
長時間座っているときに実践するのがおすすめで、
足のむくみや冷えがある人もぜひ!

1

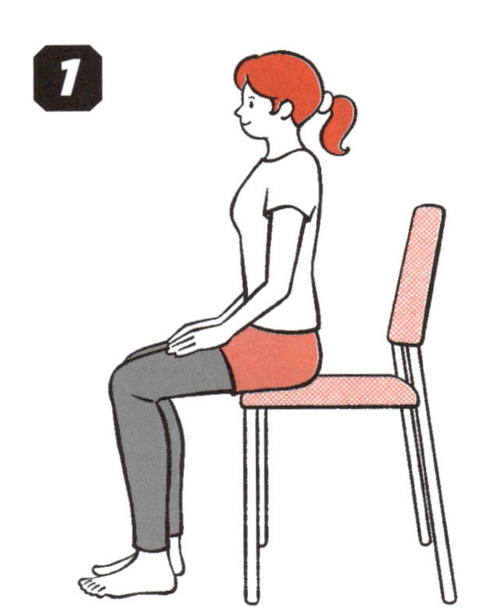

両足が床にぴったりつくように、イスに浅く座る。肩が前にこないように注意して、背すじはピンと伸ばす。

2

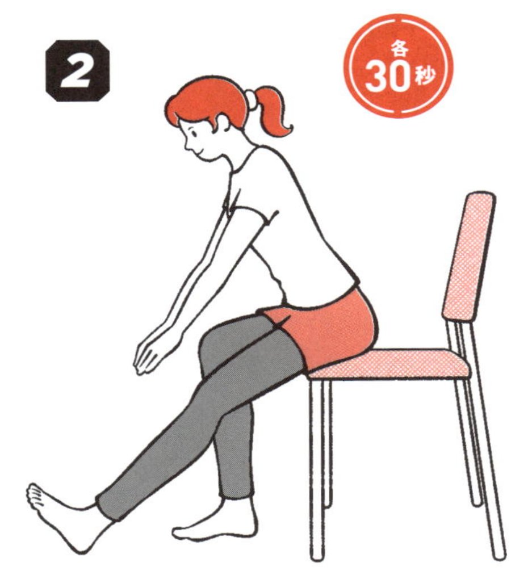

左ひざを伸ばし、上半身を前に倒しながら手の先をつま先に近づける（痛気持ちいいところまで）。30秒間キープし、反対側の脚も同様に行う。

※ひざに痛みがある人は、ムリのない範囲で行ってください。

血流を上げて、しなやかな血管を保つ

座っている時間が長いときは、ひざ裏を伸ばすストレッチがおすすめ。ひざ裏の筋肉や周囲の組織がストレッチによって伸びると、血管の圧迫が軽減され、血液を心臓に送り戻すポンプ作用を助けます。ひざ裏を伸ばすと血流がよくなるうえに、血管をしなやかに保つ働きをする“NO（一酸化窒素）”の産生効果が高まるという報告もあります。

ゆる運動

鼠径部(そけいぶ)を押さえて貧乏ゆすり

「貧乏ゆすりは行儀が悪い」
といわれますが、
血流を促す効果は
抜群です!

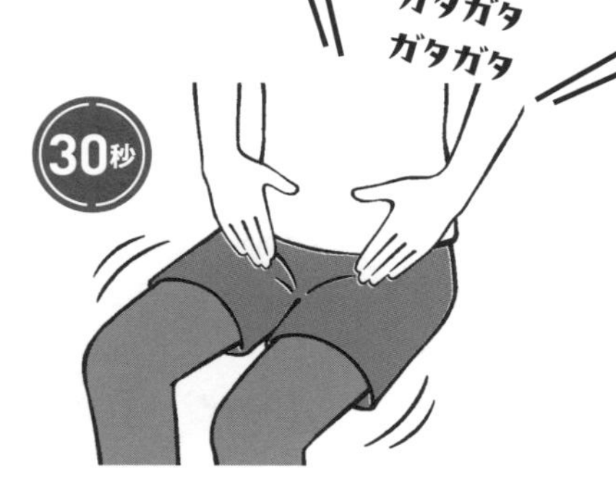

イスに座り、親指以外の４本の指で鼠径部を強く押さえながら、足を上下に小刻みに30秒間動かす。

滞りがちな鼠径部の血流を改善する

座り姿勢が続くと、股関節がある鼠径部の血流は滞りがち。鼠径部を圧迫して足をゆらせば、滞りが解消！

ゆる運動

足を投げ出して社長座り

座って作業に集中していると、
猫背で呼吸も浅くなりがち。
そんなときは、
社長座りでリラックス～

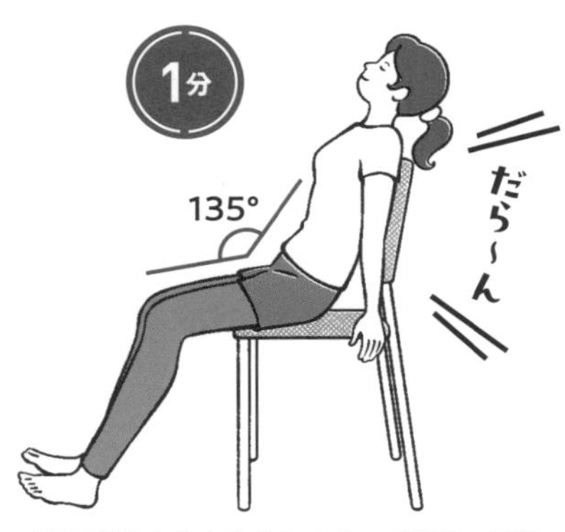

イスの背もたれにもたれかかって座り、股関節が135度になるように、1分間足を投げ出す。

ブレイクタイムは全身の圧迫を解放して

作業に集中していると全身に力が入って、血流も悪くなりがち。ときには足を投げ出して、力みを解消しましょう。

ゆる運動

つま先の上げ下げでふくらはぎを刺激

つま先を動かして
ふくらはぎを刺激すると、
下半身から心臓へ戻る
血液循環がスムーズに。

ふくらはぎを刺激してスムーズな血流を促す

つま先の上げ下げでふくらはぎの筋肉が収縮すると、血液が下半身から心臓に戻るのを助けます。

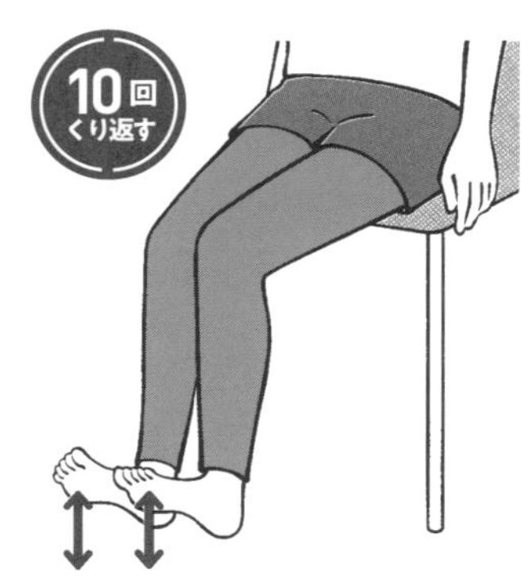

イスに座り、かかとを支点に両足のつま先を持ち上げて5秒キープし、元に戻す。10回くり返す。

ゆる運動

寝ながら両手足をブラブラ

毛細血管の血流を
効率よく促進する運動。
リラックス効果もあるので
寝る前に行うのも◎

気持ちよくブラブラして血液循環が改善

手足をブラブラさせると毛細血管の血流が改善。さらに、リズミカルな動きは、リラックス効果ももたらします。

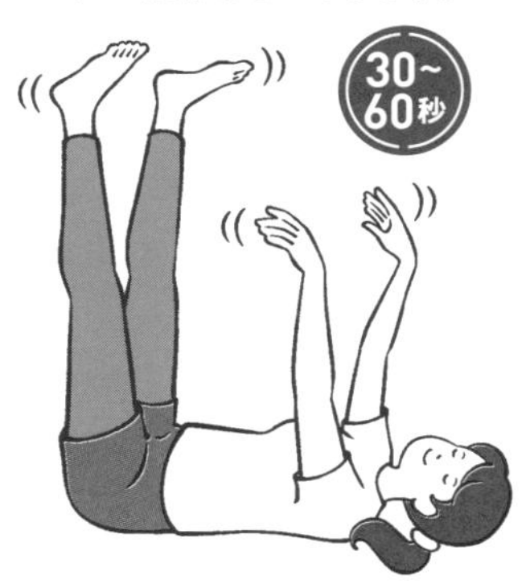

仰向けに寝て、両手と両足を持ち上げてブラブラと小刻みに30秒間以上動かす。

ゆる運動

食後30分以内に行う つかまりスロースクワット

筋肉量を効率よく増やすために最適な運動。
筋肉量が増えれば代謝量が増えるので、
" 太りにくい体質 " になれます！

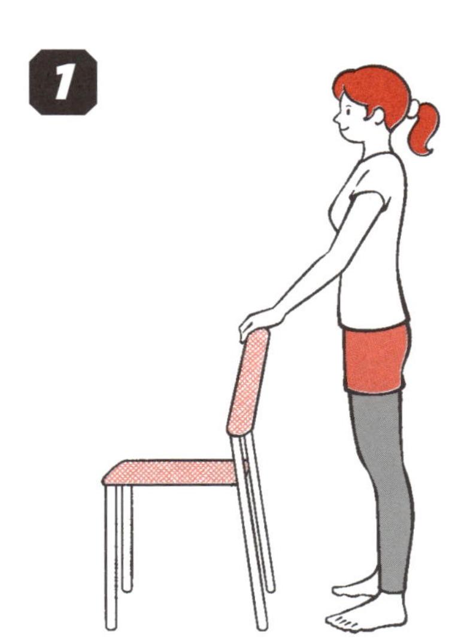

足を肩幅に広げて立ち、イスの背や机に手をかける。

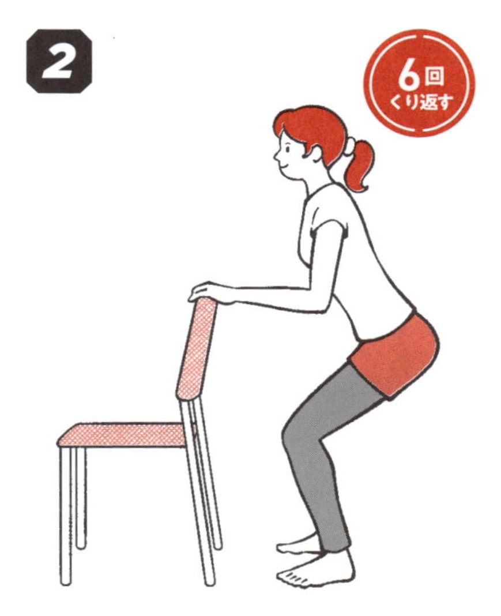

お尻を後ろに引くように、5秒かけてゆっくり腰を落とす。続けて、5秒かけてゆっくり1の姿勢に戻る。これを6回くり返す。

下半身の大きな筋肉を効率よく鍛える

筋肉量を効率よく増やすには、下半身の大きな筋肉を鍛えられる「スクワット」がおすすめ。スクワットでは、大腿四頭筋（だいたいしとう）、ハムストリングス、大臀筋（だいでん）といった大きな筋肉を鍛えられます。特に食後30分以内に行うと食後の血糖値が速やかに下がり（P.96参照）、糖の中性脂肪化を抑えます。両手でイスの背や机をつかむことで、安全に行えます。

ゆる運動

下半身を鍛える フラミンゴポーズ

下半身を鍛えるポーズ。
計1分間の片脚立ちで
約53分間 の歩行運動に
相当するそう。

片脚立ちで 筋力&バランス力アップ

フラミンゴのように片脚立ちをするポーズ。下半身の筋肉を鍛えるとともに、バランス能力も高められます。

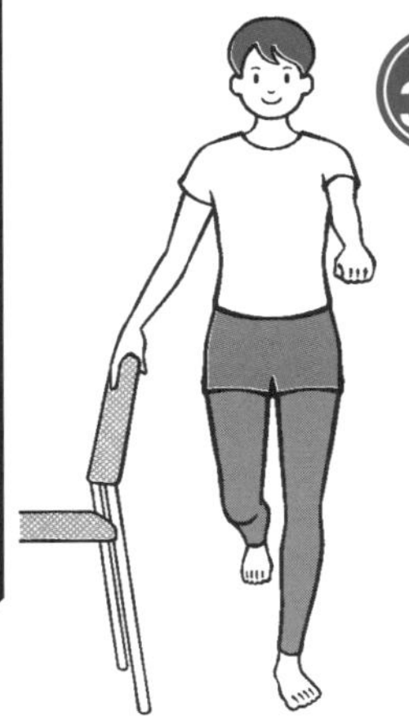

イスの背に手をかけて起立し、イス側のひざを曲げて足を浮かせる。反対の腕は伸ばしたままこぶしを握って、へその高さまで上げて30秒間キープ。反対側も同様に行う。

ゆる運動

お腹が 引き締まる プランク

ひざに負担を
かけたくない人におすすめ。
筋力をアップして、
体幹が強化されます。

ぽっこりお腹を 撃退するトレーニング

ひざが痛くてスクワット（P.101参照）ができない人は、プランクで筋力アップを。腹筋をはじめ体幹を保つ筋肉を鍛えて、ぽっこり下腹を解消し、正しい姿勢を保ちやすくなります。

頭、背中、お尻、かかとが一直線になるように

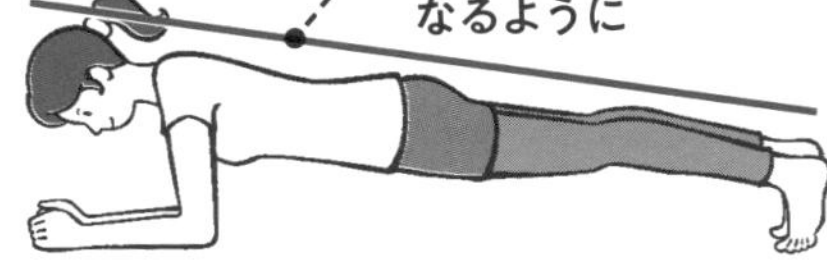

うつぶせの姿勢で、両ひじを曲げて床につける。つま先だけを床につけ、ひざとお尻を浮かせて10～30秒間キープ。

1分で

ゆる運動

腕の筋力をアップする ひざつき腕立て伏せ

日常生活だけでは鍛えにくい腕の筋肉。
「腕立て伏せなんてできない!」という方でも
実践しやすい“腕の筋力を高める”運動です。

1
背中はまっすぐをキープする
2
10回くり返す

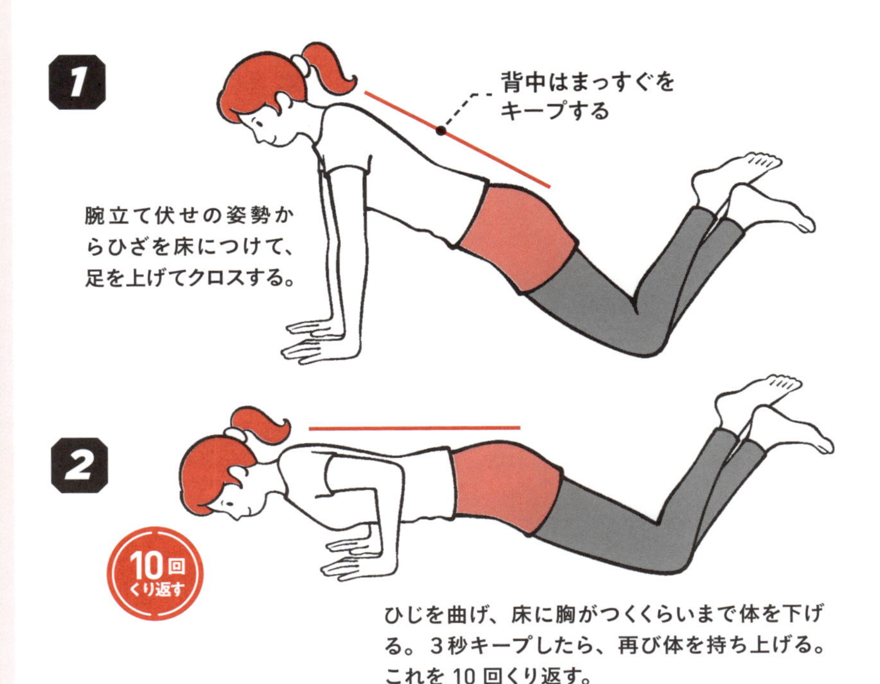

1 腕立て伏せの姿勢からひざを床につけて、足を上げてクロスする。

2 ひじを曲げ、床に胸がつくくらいまで体を下げる。3秒キープしたら、再び体を持ち上げる。これを10回くり返す。

腕立て伏せができなくても、まずはコレ!

P.102で紹介した「プランク」がキツイ人は、「ひざつき腕立て伏せ」を行って腕の筋力を強化しましょう。背中は丸めたり反ったりせず、まっすぐをキープするように。ひざを床についたまま行うことで、普通の腕立て伏せよりも負荷が小さく、筋力に自信がなくても取り組めます。慣れてきたら、10回1セットとして、3セット取り組んでみましょう。

ゆる運動

肩まわりの血流を促進する 肩まわし

肩をまわすだけの簡単な運動ですが、
実践後、すぐ体がぽかぽかするのを感じられます。
それが"血流アップ"のサインです!

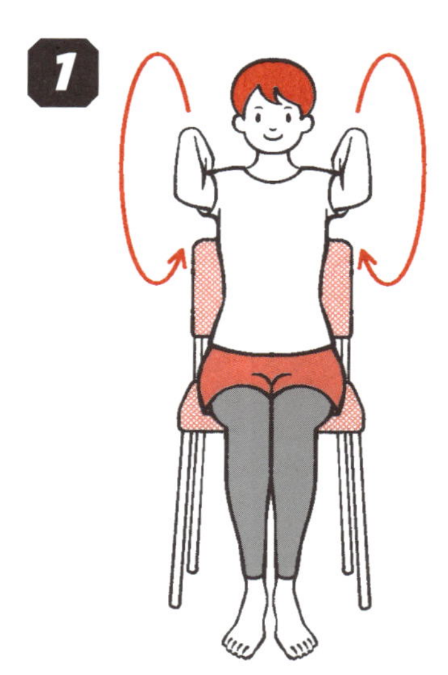

背すじを伸ばしてイスに座る。両肩に手の指先をつけ、指が肩からできるだけ離れないように意識しながら、ひじで大きな円を描くように肩を後ろに10回まわす。

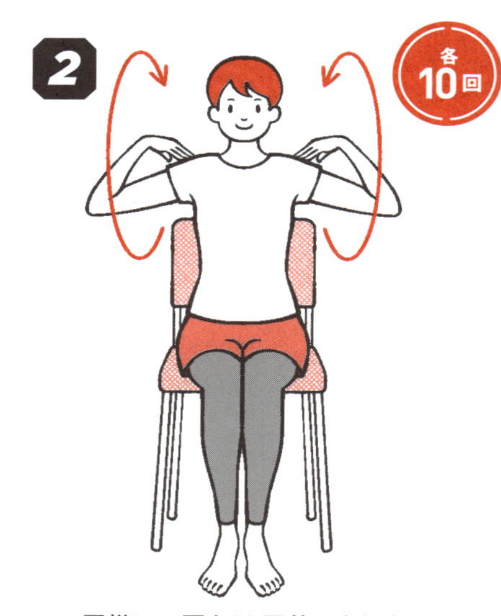

同様に、肩を10回前にまわす。

※肩を上げると痛みが出る人は、ムリのない範囲で行ってください。

肩こりをやわらげ、姿勢も正しく保てるように

肩まわしは座ったままで行える簡単な運動です。ひじをできるだけ遠くまで動かすようにしましょう。肩まわりの筋肉がやわらかくなるので、日常生活動作をスムーズに行いやすくなります。肩まわりの血行もよくなって、肩こりの改善にも。さらに、継続すれば背中や肩の筋肉が強化され、正しい姿勢を維持しやすくもなります。

ゆる運動

移動方法を階段に“置き換える”

移動手段を
エレベーターから
階段に“置き換える”だけで
心も体も喜びます。

階段を見つけたら体を動かすチャンス

無意識に乗るエスカレーターをやめ、階段を歩いてみませんか。「階段を上るなんて大変！」と思うでしょうが、“体を動かすチャンス”と気持ちを切り替えてみて。上がりきれば意外と爽快なもの。日常生活のなかで、味わえる小さな達成感を積み重ねましょう。

階段を使いたくなる受け止め方

体を動かすチャンス

達成感を味わう

ゆる運動

遠くの駐車場に車を停めて歩数を増やす

ムリなく歩数を稼ぐには、
日常生活のなかで
ちょっとずつ足すのがコツ。
そのチリツモで体が変わる!

1歩でも多く歩いて運動量を増やす

日常のなかで歩数を1歩でも増やすように工夫してみましょう。例えば、買い物時に店舗から遠いところに車を停めたり、間隔の近い駅間なら1駅歩いたりと、できることは意外とあります。

体験者の声

買い物だって立派な運動タイム

O.R.さん（51歳）

買い物に行くときは入り口から遠い駐車場に車を停めて、歩数を増やします。帰りは荷物を持つので筋トレにも。

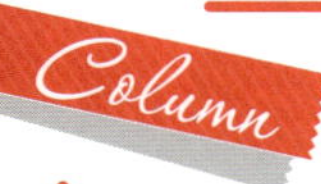

深い眠りにつける サウナ

健康維持のために行うことの１つに **“サウナ浴”** があります。
サウナに入るだけでも爽快感がありますが、私の場合、**その日の睡眠が深くなります**。眠りを含めて「ととのった～」を実感！こうしたメリットを感じて、すっかりサウナにハマっています。
サウナに入る時間は、サウナの温度によって異なりますが、私のお気に入りのサウナ（約 90 度）では８分入っています。その後、水風呂に１～２分入って体を冷やし、５～ 10 分ほど外気浴で休憩して心拍数を整えます。そこで約 300mℓの水分を補給。これを１セットとして、合計３セットくり返すのが基本です。
１セットでかく汗の量が 300mℓ程度あると思うので、１セットごとに水分を補っています。サウナに入って汗をかいて体重が減ったと喜ぶのではなく、**十分に水分補給をすることで血流が上がって代謝もアップ**することに注目しましょう。
ふだんの入浴でも、湯船にゆったり浸かり、水分補給をすれば代謝がよくなりますよ。

尾形式サウナの入り方

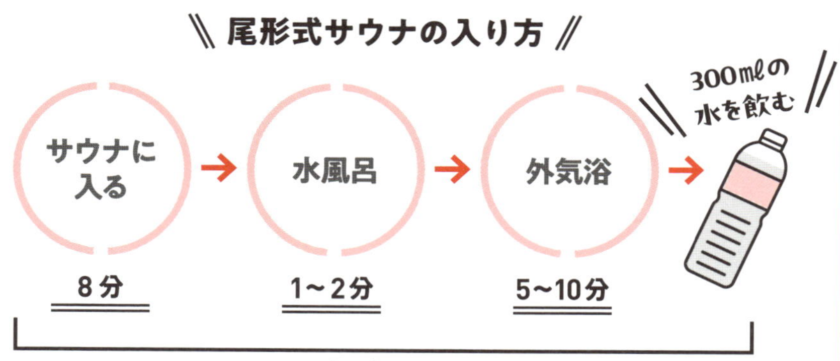

PART3
1分で
肝臓から脂肪が落ちる
「睡眠・
メンタルケア」

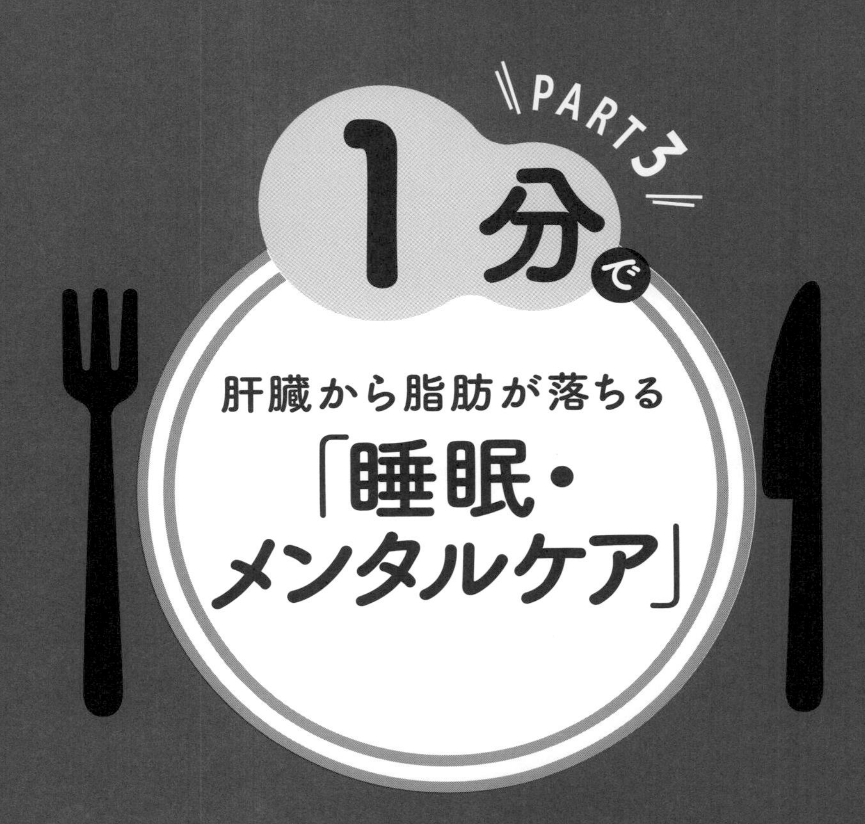

食事も運動もがんばっているけれど、
「なかなか体重が落ちない」というあなた。
もしかしたら、気を張ってがんばりすぎているかもしれません。
実は、“睡眠”が減量と深く関係しています。
継続のためには“メンタルケア”もとても重要です。

睡眠・メンタルケア

心が軽くなれば体も軽くなる

心と体重の変動には、深い関係があります。
体を軽くするには、心をケアしてスッキリ軽くすることが重要!

ぐっすり眠って“やせ体質”になろう

減量のために無視できないのが「睡眠」。**“寝ないと太る”**のです！睡眠時間と体重の関係を調査したところ、平均睡眠時間が7～9時間の人と比べて、6時間の人で23%、5時間の人で50%に肥満傾向がみられたという報告[*11)]があります。

睡眠時間が短いと食欲抑制ホルモンの「レプチン」が減少し、反対に食欲増進ホルモンの「グレリン」が増加。その結果、深夜に食欲が出るのです。

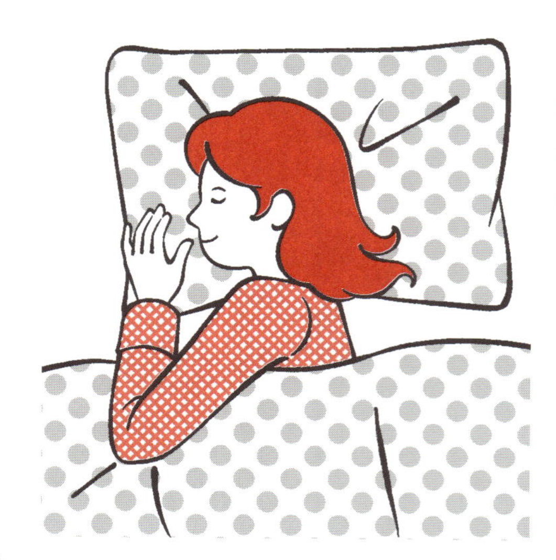

また、**睡眠不足はインスリンの働きを悪化させ、血糖値のコントロールを妨げます**。そのため、脂肪の蓄積が促進するという報告も[*12)]。寝付きが悪い人は、ストレスが過剰になっている可能性があります。急がず、あわてず、鼻から深呼吸を数度行ってから、ベッドに入ってみてください。

ストレスケアがリバウンドをはねのけるコツ

減量中は「◯◯を食べない！」「運動をしなくては！」と自分をしばりつけて、ストレスを増やしがち。
ストレスを感じると、体内では「コルチゾール」というホルモンが分泌されます。コルチゾールはストレスへの耐性を高めるために、血糖値を上昇させるよう働きます。そして、**“止められない食欲が暴れ出す”**のです。
ここで食べてしまえば、自分の意思の弱さを責めて、さらにストレスを大きくする悪循環に陥ることに。
自分を甘やかす時間を作って、ストレスをためすぎないでくださいね。

体重が減ると前向きになってもっと活動的に

減量生活を始めたての時期は、「本当に体重が減るのか」「肝臓から脂肪が落ちるのか」「継続できるのか」と不安に思う人が多いようです。でも、今始めたことは将来のためになる大切な一歩です。信じて続けていけば、必ず体重は減ります。
体重が減れば気分が上がり、活動的になれます。活動的になれば運動量も増えて、さらに体重が減る好循環が訪れますよ。

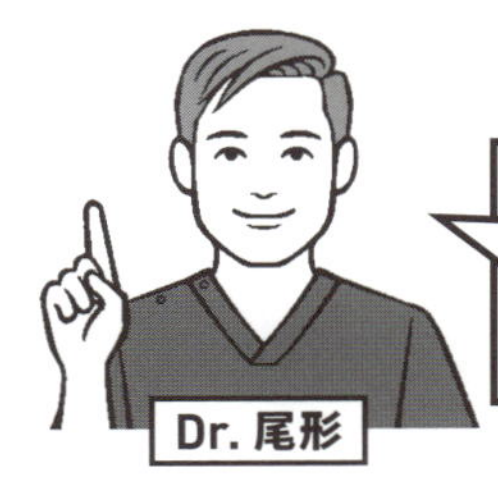

**減量生活はガマンではない。
明るく元気な未来への一歩**

睡眠・メンタルケア

眠れなくても焦らずふぅ〜っと息を吐く

眠れないときは息を吐いて。
深い呼吸をすると
副交感神経が働いて
リラックスしやすくなります。

眠れないならムリして寝ようとしない

眠れないと焦ると、かえって眠れなくなるものです。横たわるだけでも体にとって休息になっていますから、ムリに寝ようとしなくて大丈夫です。その代わり、ふぅ〜っと息を長めに吐いてみてください。リラックスモードが訪れやすくなります。

眠れないときのNG行動

- ✕ スマホを見る
- ✕ お酒を飲む
- ✕ 激しい運動

睡眠・メンタルケア

その日に起きたよかったことを1行で書く

よかったこと、
うれしかったことを
1行でメモに残しましょう。
紙に書き記すことが大切!

よかったことメモをつけ寝る前に心を整理する

書く行為は、頭の中をスッキリ整理する有効な手段。1行でOKなので、寝る前にその日にあったよかったことをメモしましょう。見える化できて気分よく眠りにつけるようになりますよ。

体験者の声

よかったことに気づけます

F.M.さん（44歳）

毎晩よかったことメモを書いています。悪いことばかりの日でも、何か1つくらいはいいことがあるものだと実感！

睡眠・メンタルケア

寝る前に翌日の洋服の支度をする

翌日の予定を考えて
寝付けないなら、
"1つだけ"やっておけば
気がラクになります。

あれこれ考えず1つだけ"やった"を作る

明日はこれをやって、あれをやってと頭のなかが忙しいと眠りにつきにくくなります。あれこれ考えず、翌日に着る洋服を準備して"やった"達成感を味わいましょう。翌朝のタスクが1つ減って、朝時間にも余裕が出ます。

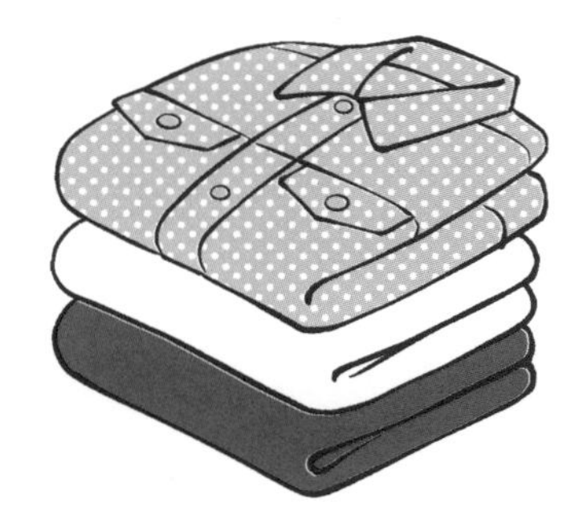

睡眠・メンタルケア

お風呂で気持ちよくハミング

入浴中に
ハミングすると
リラックス度がアップ。
寝付きもよくなります。

お風呂でハミングすれば心も体もリラックス

入浴中にリラックスできれば、眠りにつきやすくなります。そこでおすすめなのが、入浴時のハミングです。ハミング中は口を閉じるので自然と鼻呼吸に切り替わり、副交感神経が優位になります。お風呂では音も反響するため、気持ちよさもMAX～♪

睡眠に導きやすい入浴法

- ぬるめ(39~41度)の湯につかる
- 入浴後1~2時間後に寝る

睡眠・メンタルケア

腰痛も緩和する 睡眠前のねじりポーズ

寝付きが悪い原因の1つに腰痛がある人もいます。
そんな方におすすめなのが“ ねじりポーズ ”。
リラクゼーション効果とともに、腰が気持ちよく伸びます。

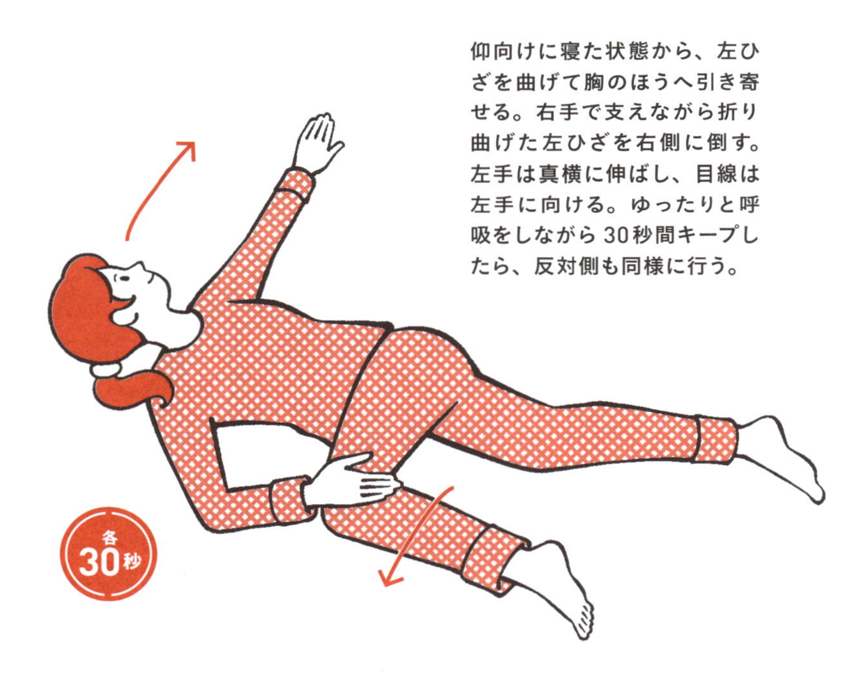

仰向けに寝た状態から、左ひざを曲げて胸のほうへ引き寄せる。右手で支えながら折り曲げた左ひざを右側に倒す。左手は真横に伸ばし、目線は左手に向ける。ゆったりと呼吸をしながら30秒間キープしたら、反対側も同様に行う。

ゆったり気分で行って、眠りにいざなう

深いリラクゼーション効果で良質の眠りを誘う「ねじりポーズ」。腰が気持ちよく伸びるので、腰痛改善の効果も期待できます（急性の腰痛の場合はNG)。さらに、ねじる動作が内臓を刺激して消化を促進するとともに、血流が促されてデトックス効果も期待できます。ゆったり呼吸を行うので、実践中に眠ってしまっても大丈夫です！

睡眠・メンタルケア

起きたらカーテンを開けて朝日を浴びる

睡眠を整えるための準備は、
起床後から始まっています。
起きたらカーテンを開けて、太陽の光を浴びましょう！

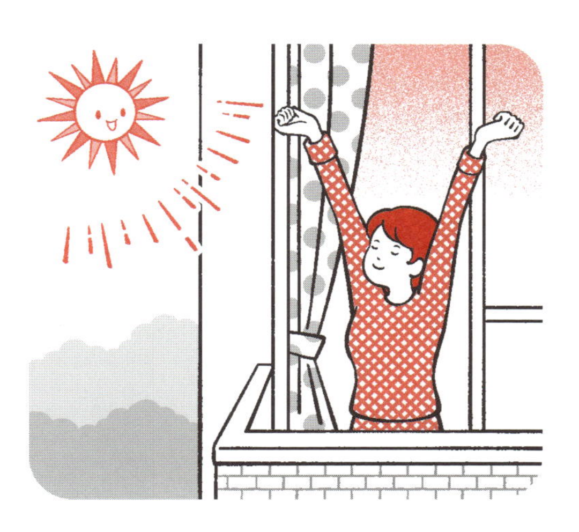

眠る準備は朝から始まる

眠気を誘うメラトニンというホルモンの分泌が増えるのは、起床して太陽の光を浴びた約 15 時間後といわれます。つまり、朝日を浴びることが、眠りにも関係するということ。そこで、起床したらカーテンを開けて、太陽の光を浴びましょう。それによってセロトニンの分泌が増え、体が活動モードに切り替わります。

セロトニン分泌を促すメリット

活動的になれる

“幸せホルモン” とも呼ばれるセロトニンは、心のバランスを整えてくれる脳内物質の1つ。しっかり分泌されると、ポジティブな気持ちが湧き上がって、活動的になれます。

気分を安定させる

セロトニンには気分を安定させる働きがあり、ストレスや不安を軽減する効果があります。反対に不足することで、うつ病や不安障害をもたらすことも指摘されています。

メラトニンの材料になる

セロトニンは、睡眠をコントロールするうえでも重要なホルモン。“睡眠ホルモン”と呼ばれるメラトニンの前駆物質で、セロトニンを材料にメラトニンが産生されます。

睡眠・メンタルケア

「そういうこともあるよね〜」と受け流す

後悔ばかりじゃ、心がつらい。
ムリに前を向かずとも、
「そういうこともある」と
受け流す練習を。

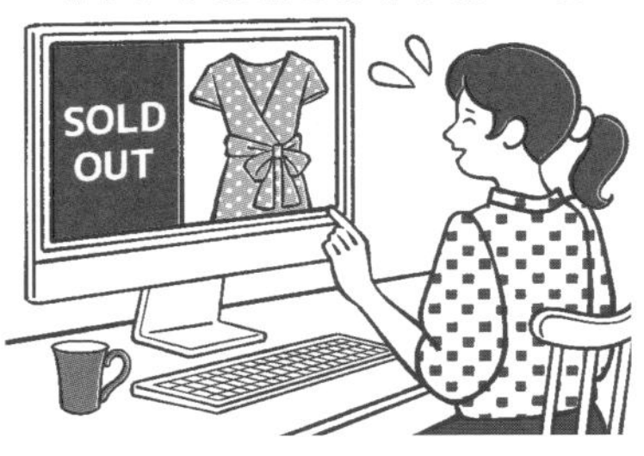

よくないことは受け流して悔やまない

よくないことが起きて、「◯◯しておけばよかった」とクヨクヨすることもあるでしょう。ただ、過ぎたことを悔やんでも解決しません。「そういうこともあるよね〜」と受け流すのも選択肢。

睡眠・メンタルケア

毎日体重計にのり、逃げなかった自分をほめる

毎日体重を量ることは重要。
増減に一喜一憂するより、
体重計にのった
自分をほめましょう。

自分をほめてモチベーションを継続

継続のコツは“自分をほめる”こと。ほめることなんてないという人は、毎日、体重を記録したことをほめて。体重の増減は関係なく、自分と向き合う時間を作るのはほめるべきことです。

体験者の声

体重を量った自分をきちんとほめる

H.N. さん（63 歳）

デザートを控えたのに体重が減らないと残念に思う日もあるけれど、体重を量った自分をほめるようにしています。

睡眠・メンタルケア

洋服やメイクで気分を盛り上げる

素敵な洋服やメイクは
“心の栄養”になります。
心が満たされると
ますますキレイになれるもの!

キレイでいようとすると
キレイに一歩近づける

キレイな自分に近づくと、気分が上がるもの。洋服やメイクに気をつかうだけで、自然と姿勢も正されて勝手に代謝が上がりやすくなりますよ！

体験者の声

**関心が薄れていた
おしゃれの楽しさを発見**

S.N. さん（49 歳）

やせてくると美容やおしゃれへの関心が高まって、気持ちが前向きに。キレイになると自己肯定感も上がります。

1分で

睡眠・メンタルケア

少し先に楽しい予定を入れ、その日に向けて自分磨き

楽しい予定を目標に
「やせたい!」と
前向きに取り組むほうが
結果も出やすいですよ。

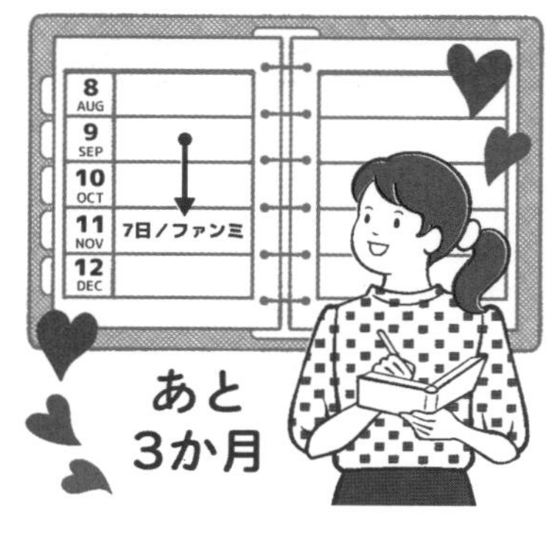

楽しみがあれば
がんばる原動力になる

「この日に向けて！」という目標があると、減量生活にも張り合いが。少し先に旅行や推し活など、自分の気持ちが上がる楽しい予定を入れ、その日に向けて“自分磨き”に励みましょう。

睡眠・メンタルケア

1か月の減量目標を明確にしてダイエット宣言

宣言を見える化すると
実行しやすいもの。
減量目標は明確にして
高らかに宣言しましょう!

明確な目標を立てて心を迷わせない

漠然と減量したいと思っても、なかなか実現しないもの。リバウンドしにくい減量方法として、「1か月で2kgずつ減らし、3か月で6kg減」を推奨しています。減量目標を決めたら、ダイエット宣言書として紙に書き、いつでも見えるところに貼っておきましょう。

減量を成功させる「タスキの法則」

- **タ** 短期間 (例)1か月で
- **ス** 数字にして (例)2kg減
- **キ** 記録する (例)メモを貼る

睡眠・メンタルケア

家族や身近な人を巻き込んで協力者にする

減量中であることを
家族や身近な人に伝えると、
心に余計な負担を
増やしません。

つらさもうれしさも一緒に分かち合って

自分だけでがんばるとつらくなりやすいもの。家族や身近な人にも減量中だと伝えて、協力してもらいましょう。余計な気づかいをせず、心にゆとりが生まれて減量が成功しやすくなります。

体験者の声

家族の支えが減量のモチベーション

S.I.さん(28歳)

「体重が減ったよ~」と報告すると、家族は私以上に大喜び。大切な人たちのためにも、がんばろうと思えます。

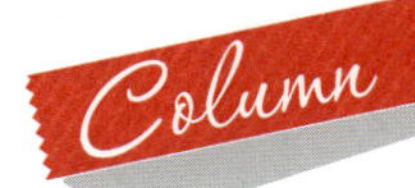

習慣化のお助けツール

継続アプリ

開始時点は高い意識で取り組むものの、“継続が難しい”ということはありませんか？　かくいう私も「三日坊主」の常習犯。そこで、私自身も活用し、外来でも紹介しているのが、**継続を習慣化するアプリ「継続する技術」**です。

毎日５分以内で達成できる目標を１つだけ設定し、実践したら記録します。たったそれだけではありますが、記録を忘れているとリマインドしてくれ、２日続けて記録を忘れるとイチから出直しになります。

減量生活を続けるにあたって毎日実践してほしい目標のうち、**「体重を測る」「飲み物は水かお茶にする」「スロースクワットを行う」のどれかを設定して継続チェック**しませんか。

３か月続けると習慣化が定着しやすいので、ぜひ、減量生活のサポートに活用してください。

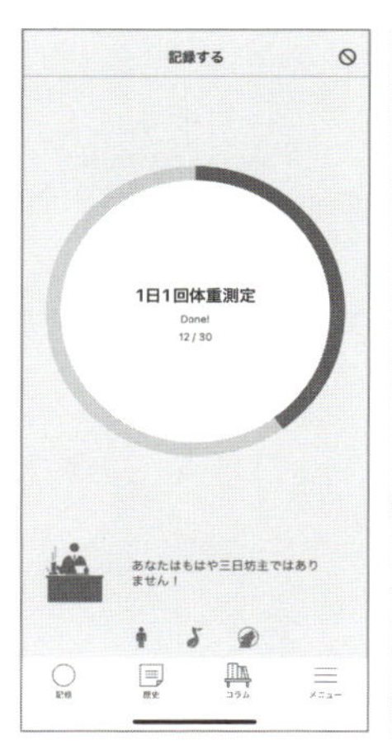

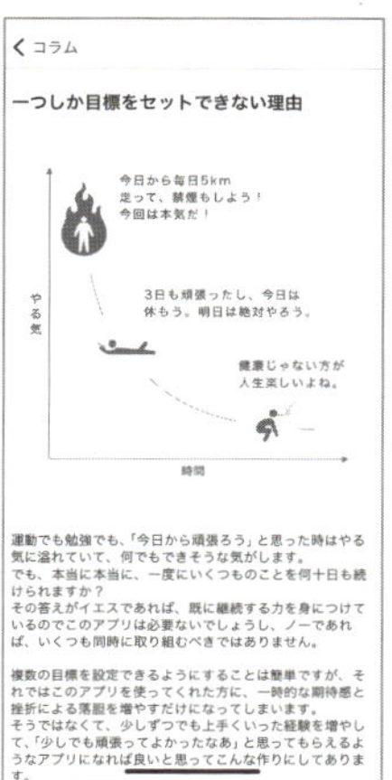

スマホアプリ　継続する技術

習慣化したいことを１つに絞って集中したい人に。決まった時間に通知がくるので、実践し忘れの防止にも。30日間続けられたら、盛大に祝ってくれます。

開発会社

bondavi株式会社
https://bondavi.jp

※情報は2024年８月末現在。アプリの仕様や内容は変更になることがあります。

コレ大事!

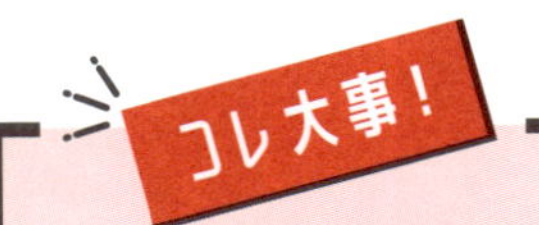

ALTが30を超えたら脂肪肝のサイン

肝臓の脂肪化を見極めるには、超音波検査などの画像検査が必要。ただ、血液検査でALTが30を超える場合は脂肪肝のサイン!

ALTが30を超えるときは医療機関を受診して

脂肪肝は初期段階では症状がほとんど表れません。そこで、脂肪肝の進行を見逃さないために覚えておきたいのが**「ALT30」**という指標。血液検査の項目で**ALTが30を超えると、脂肪肝で肝機能障害が生じているサイン**です。まずはかかりつけ医に相談を。

Stop
Chronic liver disease 慢性肝臓病
CLD
ALT over
30 U/L
肝機能の数値が基準内でも、肝炎が進行しているかもしれません。
奈良宣言2023

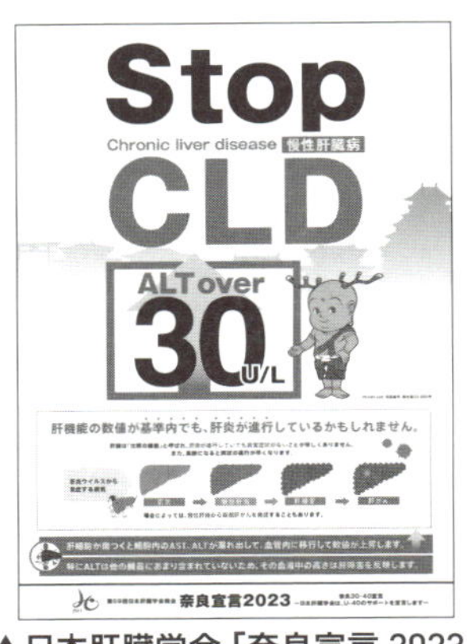

▲日本肝臓学会「奈良宣言 2023」リーフレット

そもそも ALTって何?

ALTは肝臓の細胞に多く存在する酵素。肝臓に脂肪が増えて肝細胞がダメージを受けて壊れると、血液中に大量に放出されます。そのため、ALTが肝臓の健康状態を示す重要な指標になるのです。

正常な肝臓

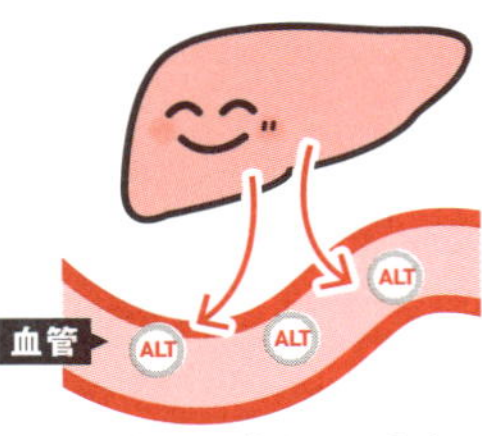

肝臓が正常なら、血中のALTは少ない。

脂肪肝

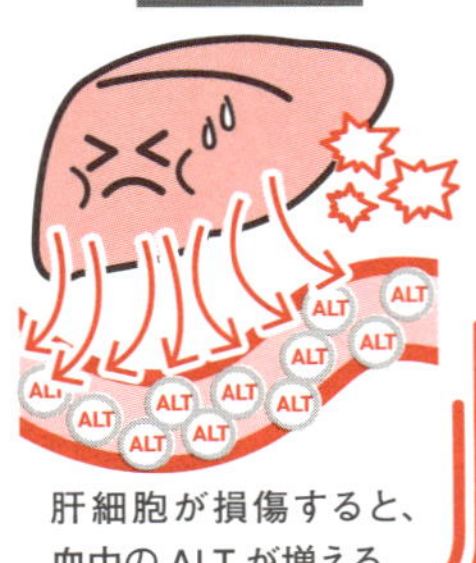

肝細胞が損傷すると、血中のALTが増える。

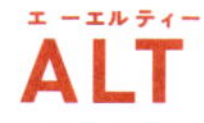

肝機能検査で確認したい3つの検査項目

脂肪肝を探る指標が、「ALT」「AST」「γ-GTP」という3つの肝機能検査項目。基準値以上を示すときは、肝機能の異常サインです。

ALT（エーエルティー）

基準値（単位：U/ℓ）

30以下

ALTはおもに肝臓に多く存在する酵素。血液検査によって血中のALT値を測定でき、基準値を超える場合には、肝機能障害が疑われます。ALTの高値は要注意！

AST（エーエスティー）

基準値（単位：U/ℓ）

30以下

ASTは心臓や肝臓、骨格筋、腎臓、赤血球などに存在する酵素。血液検査で血中のAST値が基準値を超える場合には、肝機能障害が疑われます。

γ-GTP（ガンマジーティーピー）

基準値（単位：U/ℓ）

男性：50以下
女性：30以下

γ-GTPは肝臓や胆管に存在する酵素。多量の飲酒があると高値を示しますが、飲酒をしないのに高値を示す場合には「MASLD（P.9参照）」が疑われます。

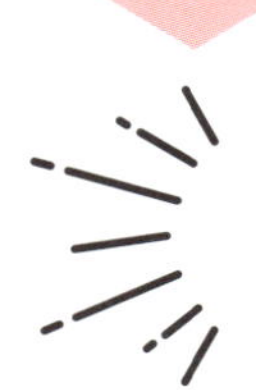

基準値より高いと肝炎のサイン

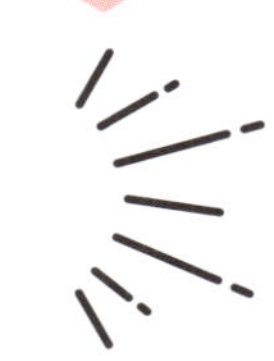

ただし、ALT・ASTが基準値であっても…

ALT＞ASTの場合

ALT、ASTがともに基準値内でも、ALTがASTよりも高いなら、脂肪肝の可能性大。他の臓器にも存在するASTより、おもに肝臓に多いALTが高値を示す場合、肝臓に不具合が生じている可能性が高いです。

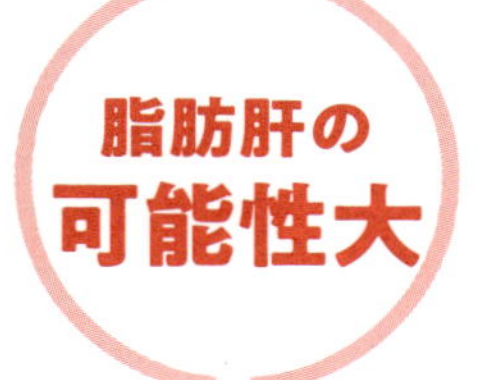

※基準値は検査を実施する医療機関や測定法によって異なることがあります。また、単位のU/ℓは国際単位（International unit）を略したもので、IU/ℓと記載されることもあります。

脂肪肝を調べる画像検査

血液検査では肝機能障害の疑いを探るまでで、脂肪肝の有無は確認できません。脂肪化の程度や炎症の進行度には画像検査が不可欠。

腹部超音波（エコー）検査

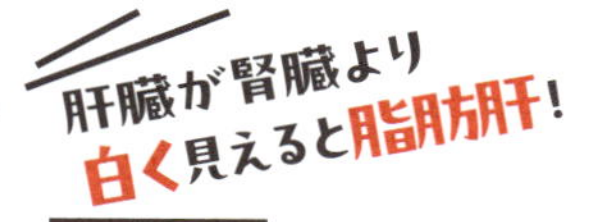

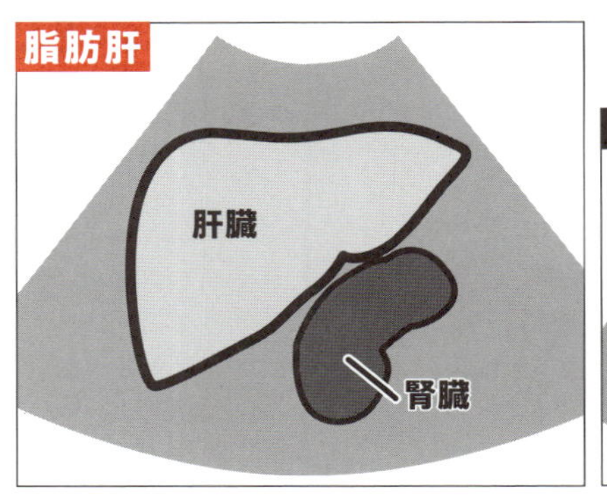

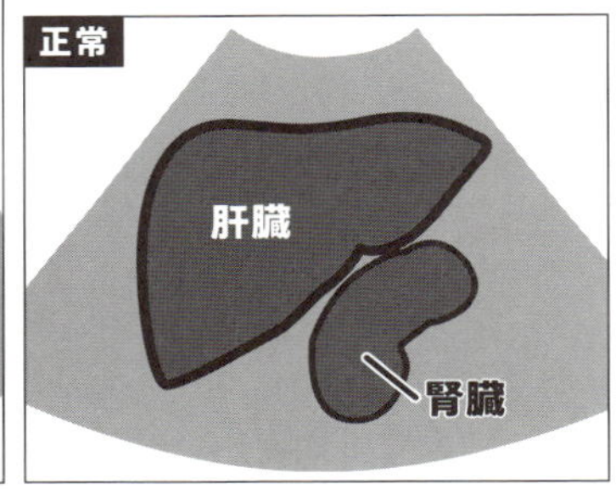

脂肪は超音波の反射源になるので、脂肪肝は正常な肝臓に比べて白く表示されます。対して脂肪が蓄積しない腎臓は黒く表示されるので、このコントラストを利用して、肝臓の脂肪化を確認します。

腹部CT検査

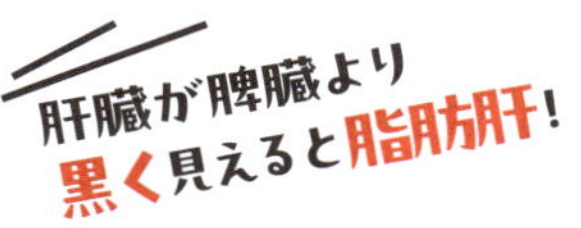

脂肪肝

肝臓

脾臓

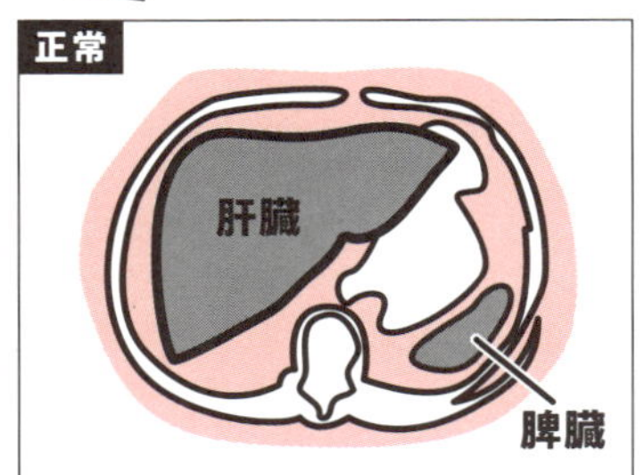

CT 画像では、肝臓の脂肪化が強いほど黒く表示されます。肝臓と脾臓の CT の画像濃度値の比較で、脾臓のほうが肝臓よりも明るい（白っぽい）場合は、脂肪肝であることを示します。

脂肪肝のリスクをチェックする検査項目

血中に中性脂肪や糖が過剰に増えれば、脂肪肝のリスクになります。
動脈硬化や糖尿病のリスクにもなるので、異常値が出たら要注意。

中性脂肪

基準値（単位：mg／dℓ）

30〜149

中性脂肪は、血中のトリグリセリド（脂質の一種）の濃度を示す値。過剰な中性脂肪は脂肪肝のリスクになるほか、動脈硬化を促進し、心筋梗塞や脳卒中のリスクも高めます。

空腹時血糖

基準値（単位：mg／dℓ）

109以下

（100以上109以下：正常高値）

10時間以上食事をとらない状態での血糖値。血糖値が高いと肝臓で中性脂肪の合成が増加して、脂肪肝のリスクに。126以上になると、糖尿病の疑いがあります。

HbA1c（ヘモグロビンエーワンシー）

基準値（単位：％）

5.5以下

（5.6以上6.4以下：要注意）

ヘモグロビンは赤血球内のタンパク質で、ブドウ糖と結合してHbA1cに。採血時の1〜2か月前からの血糖値変動を反映。高値は高血糖を示し、脂肪肝のリスクになります。

＼＼肝機能検査以外で／／

肝臓の赤信号サインとなる検査項目

肝機能検査以外で肝臓の障害を知らせるサインも知っておきましょう。
「血清フェリチン値」の高値と、「血小板」の減少があれば注意です。

血清フェリチン値

基準値（単位：ng/mℓ）

12〜249.9

フェリチンは鉄を貯蔵する働きを持つタンパク質で、肝細胞や脾臓、骨髄に多く存在しています。肝機能障害がある細胞には鉄が沈着し、この数値も上昇します。

血小板

基準値（単位：万／μℓ）

14〜34

骨髄でつくられる血液成分。肝臓が線維化まで進むと肝臓に流れる血液が減って脾臓への流入が増え、破壊される血小板が増加。この数値が下がります。

※基準値は検査を実施する医療機関や測定法によって異なることがあります。

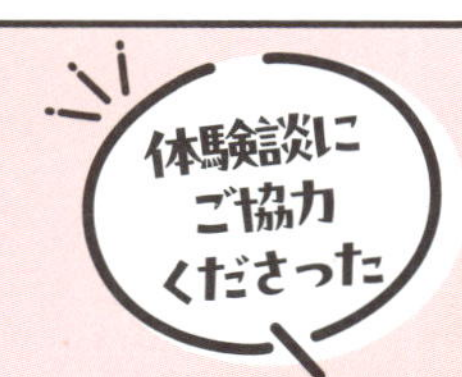

「スマート外来」患者の数値改善データ

Y.S.さん（女性・50歳／157cm）

ALT 37 →3か月後→ 15
体重 76.6kg → 70.3kg

3か月でALTが正常値になり、その後も維持しています。体重は初診時から半年後に70kgを切り、9か月後には68.9kg。スクワットやプランクを取り入れて、運動も楽しく行えるようになりました。

Y.N.さん（女性・26歳／163cm）

ALT 97 →3か月後→ 33
体重 111.3kg → 100.4kg

半年後にはALT30以下の正常値になり、肝機能が改善。体重は初診時から1年9か月で29.4kg減の81.9kgに。物事に前向きに取り組めるようになって、現在は80kgを切るように減量を継続中です。

W.K.さん（女性・48歳／164cm）

ALT 141 →3か月後→ 30
体重 78.1kg → 71.6kg

ALT141という高値が3か月で正常に。水を十分に摂取し、白米と間食のお菓子を減らし、糖質を適量にすることで大きく改善。体が軽くなって、運動をするのも苦ではなくなってきました。

T.A.さん（女性・55歳／153cm）

ALT 52 →3か月後→ 29
体重 62.6kg → 58.8kg

5年前に一度「スマート外来」にかかっていました。そのときは3か月間ストイックに減量をしたものの、その後リバウンド。今回は着実に減って、1年経った現在は56.6kg。脂肪肝もなくなりました。

S.N.さん（女性・49歳／148cm）

ALT 16 →3か月後→ 18
体重 77.6kg → 68.7kg

3か月で8.9kgの減量を達成し、初診から1年半経った現在は12.7kg減の64.9kgに。自己流では失敗続きでしたが、「スマート外来」で学んだ生活の仕方によって順調に体重が落ちています。

S.I.さん（女性・28歳／150cm）

ALT 69 →3か月後→ 28
体重 70.8kg → 67.7kg

69と異常値を示していたALTが3か月で改善し、初診から1年3か月経った今もキープ中。体によいと思って毎日飲んでいたスポーツドリンクをやめただけで、肝機能がみるみる改善しました。

「スマート外来」患者で、初診時に脂肪肝がある人、または肥満（BMI30超）の人のおおむね3か月後の数値改善データ。3か月目以降も全員改善、または維持しています。

データの見方

O.O.さん（性別・年齢／身長）

ALT 初診時 →●か月後→ ○か月後

体重 初診時 → ○か月後

※ALT30超の異常値には下線を付けています。

O.R.さん（女性・60歳／154cm）

ALT 57 →3か月後→ 27

体重 67.6kg → 65kg

ALT57で肝臓は線維化に進んでいましたが、3か月で改善。初診時には中性脂肪も186と高値でしたが、3か月で80の基準値内に。食事に加えて、なわとびの運動習慣も取り入れました。

O.R.さん（女性・51歳／164cm）

ALT 23 →4か月後→ 15

体重 93kg → 85.3kg

初診時のALT23は基準値内ですが、脂肪肝がありました。翌月には15の正常値に改善し、半年経った今も維持できています。体重は4か月で7.7kg減量し、初診時から半年で10.1kg減の82.9kgに。

N.M.さん（女性・45歳／151cm）

ALT 94 →3か月後→ 47

体重 85.1kg → 79.8kg

ALT94の高値から、3か月で47、9か月後には24まで改善。持病の服薬があるため、肝機能の異常が出ないように継続して受診中。体重は3か月で5.3kg減。その後の半年もキープできています。

M.Y.さん（女性・60歳／168cm）

ALT 42 →2か月後→ 22

体重 68.5kg → 66kg

人工股関節置換術後のひざの負担を減らすため「スマート外来」を受診。2か月でALTが基準値になり、その後の健康診断でALT12まで改善。165と高値だった中性脂肪も2か月で66の基準値に。

K.R.さん（女性・31歳／159cm）

ALT 9 →3か月後→ 10

体重 77.9kg → 69.6kg

肝機能は正常でしたが、BMI30以上の肥満で、いつ脂肪肝になってもおかしくない状態と言われました。体重は3か月で8.3kg減、1年3か月で15.8kg減の62.1kg。BMIは25を切り、標準体重に。

H.N.さん（女性・63歳／152cm）

ALT 13 →3か月後→ 12

体重 89.9kg → 83.9kg

変形性膝関節症があり、ひざ関節の負担を減らすための減量目的で受診。毎月コンスタントに2kgずつ減量し、3か月で6kg減。半年経った現在は、初診時から12kg減の77.9kgになりました。

※本データは患者本人の許可を得て、佐久市立国保浅間総合病院「スマート外来」より提供。

おわりに

本書をお読みいただき、ありがとうございました。
脂肪肝は本を読んで治るものではありません。それでも1分でできる肝臓をいたわる習慣があることを知って、「これならできる！」を1つでも選び取って、あなたの生活に組み込んでいただくこと。これが、本書の意義だと思っています。

うまくいくことばかりではないかもしれません。
実際、私が担当する脂肪肝専門外来「スマート外来」の患者さまでも、「最初の1か月で2kgは体重を落とせたけれど、その後は何をやっても体重が落ちない」というお悩みを抱えて来院される方が多くいらっしゃいます。
そんな方々に、私はいつもこうお伝えしています。
「まずは脂肪肝炎の状態から抜け出しましょう。ALT値が50まで低下すれば、急に肝硬変になることはありません。焦らず、自分のペースで脂肪を落としていけば大丈夫です」と。

停滞期の原因は人それぞれです。体重が思うように減らないときは、再びこの本を開いてください。食事だけでなく、運動、睡眠、リラックス法など、まだ試していないアプローチがあれば、1つずつ生活に取り入れてみましょう。小さな変化が積み重なり、やがて大きな成果となるはずです。

2023年、日本肝臓学会では国民病の1つといえる肝臓病の克服のために、肝臓・消化器疾患を専門とする医師や医療者のみならず、いわゆるかかりつけ医や一般医療者や国民に向けた「奈良宣言2023」を発信しました。
特に健康診断でも肝機能検査として血液検査で広く測定されるALTが30を超える場合、まずかかりつけ医などへの受診をすすめることが特徴です。そして脂肪肝と診断されたら、改善する方法は本書でお伝えしたような“1分でできる習慣”です。

今回の取材にご協力いただいた患者さま。1人ひとりの貴重な体験を共有していただき、本当にありがとうございました。皆さまの物語が、同じ悩みを抱える多くの方々の励みになると信じています。

脂肪肝を克服された方々は口を揃えてこうおっしゃいます。
「脂肪肝があったころよりも、今のほうがはるかに元気だ」と。皆さまが健康的な生活を続け、輝かしい未来を迎えることを心から願っています。心からの感謝を込めて。

2024年8月

肝臓外科医 **尾形 哲**

参考文献

*01) Promrat K., et al.（2010）. Randomized controlled trial testing the effects of weight loss on nonalcoholic steatohepatitis. Hepatology. 51（1）:121-9.

*02) 西森栄太, 尾形哲 , et al.（2018）糖質制限食は 2 型糖尿病に伴う非アルコール性脂肪性肝疾患をカロリー制限食と同等に改善させる 糖尿病 61（5）:297-306.

*03) 環境省「熱中症環境保健マニュアル（2022）」

*04) Natalia Rakova, et al.（2017）. Increased salt consumption induces body water conservation and decreases fluid intake. Journal of Clinical Investigation. 127（5）:1932-43.

*05) Elizabeth A Dennis., et al.（2010）. Water consumption increases weight loss during a hypocaloric diet intervention in middle-aged and older adults. Obesity（Silver Spring）. 18（2）:300-7.

*06) Barbra J. Rolls, et al.（1999）. Water incorporated into a food but not served with a food decreases energy intake in lean women. The American Journal of Clinical Nutrition. 70（4）:448-55.

*07) Michael Boschmann., et al.（2002）. Water-induced thermogenesis. Clin Endocrinol Metab. 88（12）:6016-9.

*08) Hamada Y., et al.（2021）. Chewing increases postprandial diet-induced thermogenesis. Sci Rep. 11（1）:23714.

*09) Lonardo, A., et al.（2019）. Gender differences in NAFLD: State of the art and identification of research gaps. Hepatology. 70（4）:1457-69.

*10) Sanyal, A. J., et al.（2010）. Pioglitazone, Vitamin E, or Placebo for Nonalcoholic Steatohepatitis. New England Journal of Medicine. 362（18）:1675-85.

*11) Sanjay R Patel. & Frank B Hu.（2008）. Short sleep duration and weight gain: A systematic review. Obesity. 16（3）: 643-53.

*12) Arlet V Nedeltcheva., et al.（2010）. Insufficient sleep undermines dietary efforts to reduce adiposity. Ann Intern Med. 153（7）:435-41.

*) 再掲 NAFLD の名称と分類法の変更について
https://www.jsge.or.jp/news/20231121/

NAFLD、NASH を病名変更する理由
【年末年始企画◆ 23 年注目点と 24 年展望・肝臓編】
https://www.m3.com/clinical/open/news/1194644

参考図書

日本消化器学会・日本肝臓学会 編集
『NAFLD ／ NASH 診療ガイドライン 2020（改訂第２版）』
（南江堂）

尾形 哲 著
『専門医が教える 肝臓から脂肪を落とす食事術
予約の取れないスマート外来のメソッド』
（KADOKAWA）

尾形 哲 著
『専門医が教える 肝臓から脂肪を落とす7日間実践レシピ』
（KADOKAWA）

尾形 哲 著
『肝臓から脂肪を落とす お酒と甘いものを一生楽しめる
飲み方、食べ方』
（KADOKAWA）

尾形 哲 著
『ダイエットも健康も 肝臓こそすべて』
（新星出版社）

市原淳弘 著
『ビジュアル解説でわかる！ 薬に頼らず 7日で血管を変えて
血圧は下げられる』
（KADOKAWA）

尾形　哲（おがた　さとし）

長野県佐久市立国保浅間総合病院外科部長、同院「スマート外来」担当医。医学博士。一般社団法人日本NASH研究所代表理事。1995年神戸大学医学部医学科卒業、2003年医学部大学院博士課程修了。パリ、ソウルの病院で多くの肝移植手術を経験したのち、2009年から日本赤十字社医療センター肝胆膵・移植外科で生体肝移植チーフを務める。さらに東京女子医科大学消化器病センター勤務を経て、2016年より長野県に移住。2017年スタートの「スマート外来」は肥満解消と脂肪肝・糖尿病改善のための専門外来。著書に『専門医が教える　肝臓から脂肪を落とす食事術』、『専門医が教える　肝臓から脂肪を落とす7日間実践レシピ』『肝臓から脂肪を落とすお酒と甘いものを一生楽しめる飲み方、食べ方』（いずれも小社刊）などがある。

https://x.com/ogatas0520

専門医が教える
1分で肝臓から脂肪が落ちる食べ方決定版

2024年 9月26日　初版発行
2024年12月30日　3版発行

著　者　尾形　哲
発行者　山下 直久
発　行　株式会社KADOKAWA
〒102-8177 東京都千代田区富士見2-13-3
電話　0570-002-301（ナビダイヤル）
印刷所　大日本印刷株式会社
製本所　大日本印刷株式会社

ISBN 978-4-04-897805-7 C0077